ÉTUDIANTS IFSI

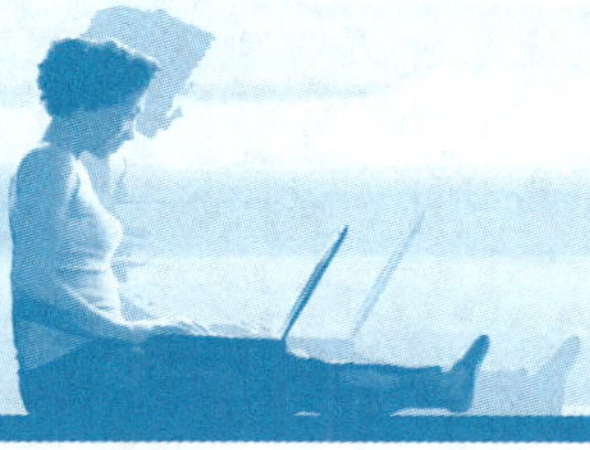

4e édition

Hématologie, transfusion sanguine, et soins infirmiers

Myriam Marolla
François Lefrère
Richard Traineau

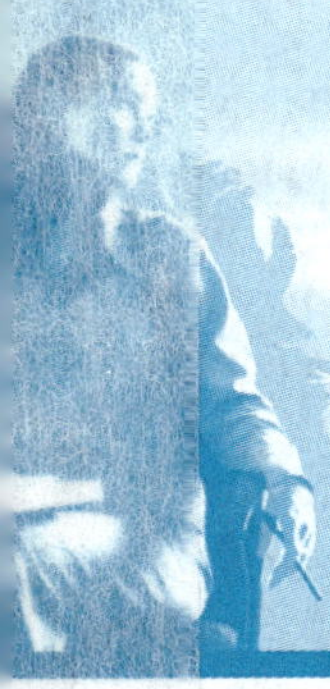

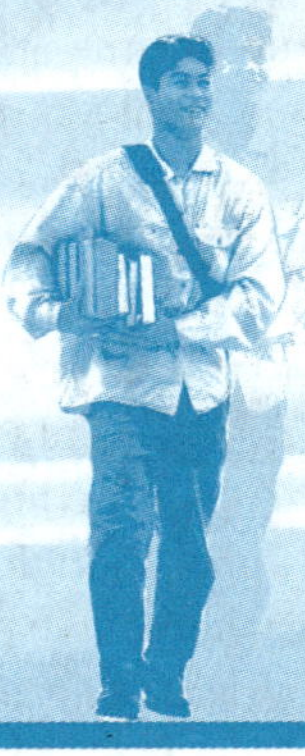

Éditions Lamarre
1, rue Eugène-et-Armand-Peugeot - 92500 Rueil-Malmaison

module 11

Directrice d'ouvrage : Nicole Loraux

Retrouvez nos ouvrages sur www.espaceinfirmier.com
Lamarre, une marque Wolters Kluwer France.
1, rue Eugène-et-Armand-Peugeot
92500 Rueil-Malmaison

ISBN 978-2-7573-0191-3

PRÉFACE

Dans les premiers services d'hématologie, vers 1935, l'infirmière[1] fait boire l'enfant leucémique, le change, le borde. Elle lui apporte sa compassion et sa présence. Elle ne peut rien de plus pour lui.

L'infirmière d'aujourd'hui joue un rôle dans l'organisation, l'application du traitement. Elle arrive tôt le matin à l'hôpital. Son premier tour est amical. Elle va de chambre en chambre, de lit en lit, apportant sourire et fraîcheur. Sa deuxième visite, un peu plus tard, est technique. Les médicaments des enfants leucémiques sont, pour la plupart, donnés par perfusion intraveineuse. L'infirmière est devenue une technicienne de haut rang. Elle prépare le matériel, les aiguilles, les seringues, les poudres qu'il faut diluer, les sérums. Elle injecte dans les tubulures, dans un ordre rigoureux, les divers médicaments prescrits. Elle doit être très adroite, ménageant les veines, très attentive, surveillant les incidents, les changements qui pourraient survenir après l'injection. Elle allie ainsi à l'antique compassion une remarquable compétence technique.

Elle n'est pas seulement technicienne. Elle parle aux malades, leur donne les explications nécessaires. Celui-ci a cinq ans, est déjà un vieux routier. Il tend son bras avec confiance. Il sait que la douleur sera brève, très supportable. Celui-là, nouveau venu, est terrifié par les verres, les appareils, les aciers. Il sanglote quand l'infirmière s'approche de lui. Elle lui parle longuement, doucement, les sanglots s'espacent. De profonds soupirs les remplacent. L'enfant n'est pas vraiment apaisé, mais il accepte. La perfusion est faite sans incident. La médecine a plus changé pendant les cinquante dernières années que pendant les cinquante siècles précédents. L'hématologie est au premier rang des disciplines ainsi transformées, peut-être parce que, plus que toute autre discipline, elle allie clinique et biologie.

Les grandes maladies sanguines ne sont plus constamment mortelles. L'anémie pernicieuse n'est plus pernicieuse. La maladie de Hodgkin, fatale jusqu'en 1960, a souvent aujourd'hui une évolution favorable. Et même la cruelle leucémie aiguë des petits enfants guérit dans les deux tiers des cas.

Bien plus, l'hématologie inspire les progrès des autres disciplines. Les cancérologues appliquent souvent les chimiothérapies mises au point par les hématologues. Le traitement, la prévention des grandes maladies cardiaques, des thromboses, des infarctus sont gouvernés par les progrès de notre connaissance des fonctions des plaquettes sanguines. Le concept de pathologie moléculaire qui, dès maintenant, oriente toute la médecine, a été inspiré par l'étude de l'hémoglobine. La prévention va, au XXIe siècle, dépendre largement des relations établies par Jean Dausset entre groupes HLA et prédisposition aux maladies.

[1] *Lire indifféremment « infirmier, infirmière ».*

L'excellent livre que je suis heureux de préfacer va permettre à toutes les infirmières de recevoir les informations nécessaires pour soigner au mieux les patients d'hématologie. Cet ouvrage, pour chaque chapitre, rappelle, d'une part les données cliniques, biologiques acquises, d'autre part les changements apportés par ces données aux fonctions de l'infirmière.
Les auteurs de ce livre ont réussi une triple alliance. L'alliance dans le domaine de la médecine, de la biologie, de la rigueur et de la clarté. L'alliance dans le domaine des infirmières de l'efficacité et de la compassion, du secours apporté aux malades. L'alliance enfin des deux domaines qui inspirent tout l'ouvrage.
Ainsi se trouvent dans une discipline très importante, améliorées et fortifiées, l'hématologie, l'information, la fonction des infirmières, avec la mission de contribuer ainsi à changer le destin des grands malades qui désormais peuvent espérer.

Jean Bernard
de l'Académie francaise

TABLE DES MATIÈRES

INTRODUCTION

Cet ouvrage est écrit par deux médecins et un cadre infirmier exerçant dans trois grands hôpitaux parisiens, connus pour leurs performances en hématologie. Il a pour objectif de vous apporter l'ensemble des connaissances théoriques et pratiques, qui vous permettront, tout d'abord, de réussir vos examens et ensuite, de dispenser des soins de qualité à ces patients si dépendants de la compétence des soignants.

Cet ouvrage est constitué de six parties.

La première partie est consacrée aux données essentielles, aux savoirs fondamentaux, qui vous permettront de comprendre le processus pathologique, la logique du traitement. C'est ainsi qu'après avoir situé au plan épidémiologique les maladies hématologiques malignes, un rappel d'anatomie et de physiologie concernant le sang, l'hématopoïèse, les normes biologiques, le système immunitaire permet de comprendre les failles dans l'élaboration des cellules sanguines et l'angle d'attaque des traitements. Une large place est consacrée à la transfusion et à la détermination des groupes sanguins dont l'infirmière partage la responsabilité avec le médecin. La chimiothérapie, traitement majeur de ces maladies, et les soins infirmiers qui en découlent, sont minutieusement traités, tant la précision dans ce domaine est primordiale.

La deuxième partie traite de l'ensemble des maladies hématologiques. Pour chaque maladie, les auteurs se sont efforcés de déterminer les connaissances théoriques et pratiques nécessaires pour dispenser des soins infirmiers efficaces et attentifs. Au-delà de cette démarche pédagogique, qui recherche la performance, cette méthodologie permet de mettre en évidence la compétence de l'infirmière en hématologie et les actes qui s'y rapportent.

Le plan de chaque chapitre, toujours le même, est clair. Chaque pathologie est traitée sous l'angle médical. Suit la prise en charge infirmière, systématiquement traitée, en reprenant les soins techniques, mais aussi les soins éducatifs et la relation avec le patient. Des mots-clés accompagnent chaque chapitre et favorisent la mémorisation des idées essentielles du chapitre.

La troisième partie est consacrée aux techniques de soins en hématologie. Il s'agit de fiches pratiques.

La quatrième partie recense, sous forme de fiches, les différents examens complémentaires effectués en hématologie. Ces examens sont traités selon un même plan et, pour chacun d'eux, le rôle de l'infirmière est précisé.

La cinquième partie est dédiée à la pharmacologie. Les indications, les effets secondaires et la surveillance des médicaments, notamment des antimitotiques, sont facilement mémorisables grâce à leur présentation simple et synthétique, sous forme de tableaux.

La sixième partie comprend :

- un lexique, reprenant les principaux termes usuels en hématologie ;
- une liste des figures et des tableaux pour en faciliter l'accès ;
- une bibliographie ;

– un index détaillé permettant de repérer facilement l'information recherchée.

Cet ouvrage à la pointe de l'actualité en hématologie s'adresse à tous les étudiants en soins infirmiers, mais aussi à ceux qui souhaitent parfaire leurs connaissances en hématologie.

1

Données essentielles

1 Épidémiologie des maladies hématologiques malignes

La maladie de Hodgkin

La maladie de Hodgkin a une incidence annuelle de 5 à 10 nouveaux cas pour 100 000 habitants. Elle est un peu plus fréquente chez l'homme et chez les patients séropositifs pour le VIH. La population la plus à risque est l'adulte jeune (mais on rapporte également un second pic de fréquence chez le sujet âgé). La maladie de Hodgkin représente la vingtième cause de cancer. L'hypothèse d'une participation virale, notamment du virus Epstein-Barr (EBV) est avancée par certains auteurs pour près d'un tiers des cas. La fréquence de cette maladie ne semble pas se modifier depuis 20 ans.

Le pronostic de cette affection est favorable au regard des autres maladies hématologiques malignes avec près de 80 % de guérison. Toutefois, l'apparition de complications iatrogènes tardives graves incite à alléger les traitements initiaux pour les formes sans critères de gravité. Une meilleure connaissance de la physiopathologie de cette affection permettra sans doute de clarifier les différents mécanismes étiologiques et de progresser sur le plan thérapeutique.

Les lymphomes non hodgkiniens

Les lymphomes non hodgkiniens regroupent un grand nombre de maladies distinctes. Plus fréquents que la maladie de Hodgkin, leur incidence s'accroît d'année en année sans raison évidente. Leur étiologie reste en grande partie inconnue. Les lymphomes de bas grade de malignité représentent 30 % de tous les lymphomes, ceux de grade intermédiaire 50 % et ceux de haut grade de malignité 20 %. Il existe des particularités selon la localisation géographique avec certaines variétés plus fréquentes en Asie (les lymphomes de phénotype T) et d'autres, plus fréquentes en Afrique (le lymphome de Burkitt chez les enfants).

Une participation virale est clairement établie pour certains cas comme les lymphomes survenant chez les patients atteints de Sida ou infectés par le virus HTLV-I (Japon, Antilles).

Les patients durablement immunodéprimés comme les receveurs d'organes (rein, cœur, poumons...) peuvent également développer des lymphomes.

La responsabilité de facteurs environnementaux (pollution, toxique...) n'est pas établie.

Le myélome

Le myélome touche autant l'homme que la femme avec une incidence annuelle de 5 nouveau(x) cas pour 100 000 habitants en France.

Le myélome n'est pas une maladie exclusivement de nature hématologique. Suivant l'expression clinique et la nature des organes affectés par la maladie, les patients pourront être hospitalisés dans des services de rhumatologie, de néphrologie et bien évidemment d'hématologie. Il s'agit d'une affection dont la fréquence augmente avec l'âge, mais qui est très rare avant 50 ans. Il existe des variations de fréquence suivant les ethnies avec des cas plus nombreux chez les sujets noirs.

Les leucémies aiguës (LA)

Il convient de distinguer les LA myéloïdes, qui constituent 80 % des formes de l'adulte, des LA lymphoïdes, qui constituent 30 % des formes pédiatriques. La fréquence des LA est de l'ordre de 3 à 5 cas pour 100 000 habitants par an. Elles représentent la première cause d'hospitalisation prolongée dans les services d'hématologie. La plupart des LA sont « primitives », c'est-à-dire sans cause évidente décelable.
Dans certaines formes, on peut retrouver une exposition au benzène, des antécédents de radiations ou de chimiothérapie qui suscitent des formes « secondaires » de LA. Ailleurs, elles résultent de l'évolution de certaines maladies hématologiques chroniques (leucémie myéloïde chronique, anémie réfractaire...). Ces formes secondaires ont généralement un pronostic plus péjoratif que les formes primitives.

Les myélodysplasies (ou anémies réfractaires)

Elles sont surtout « fréquentes » chez le sujet âgé (> 5 cas/100 000 habitants/an), le plus souvent sans cause identifiée en dehors de quelques formes secondaires à des traitements antérieurs par chimio ou radiothérapie.
Longtemps chroniques (2 à 5 ans) et entraînant principalement une anémie avec besoins transfusionnels réguliers, elles peuvent évoluer vers une leucémie aiguë.

2 Rappels d'anatomie et de physiologie

LE SANG

C'est un tissu composé de cellules et de plasma.
Les différentes cellules sont : les hématies (globules rouges), les leucocytes (globules blancs) comprenant les polynucléaires (neutrophiles, éosinophiles, basophiles) et les mononucléaires (lymphocytes et monocytes), les plaquettes (thrombocytes).
Le plasma est un liquide limpide, jaune clair, contenant des sels minéraux (sodium, potassium, calcium, magnésium, chlorures...) et des substances organiques (protéines, glucose, lipides, déchets azotés).
Ses principales fonctions sont :

- l'oxygénation des cellules par les globules rouges ;
- la nutrition et l'épuration par le plasma ;
- l'immunisation par les globules blancs et certaines substances plasmatiques ;
- l'hémostase par les plaquettes et les facteurs plasmatiques.

L'HÉMATOPOÏÈSE

La moelle rouge des os contient le tissu hématopoïétique dont la fonction est la production des cellules sanguines. Chez l'adulte, les os iliaques, le sternum, le crâne et les vertèbres en sont riches. Ce tissu contient des cellules souches qui sont à l'origine des différents systèmes cellulaires sanguins. Après plusieurs divisions cellulaires et maturation en cellules différenciées, la moelle peut produire pour le sang ses différents constituants *(Fig. 1)* :

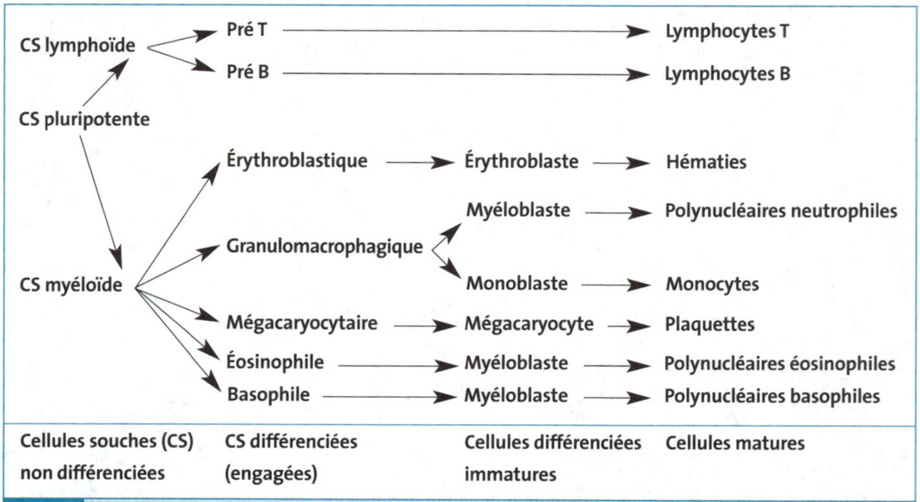

FIG. 1 HÉMATOPOÏÈSE.

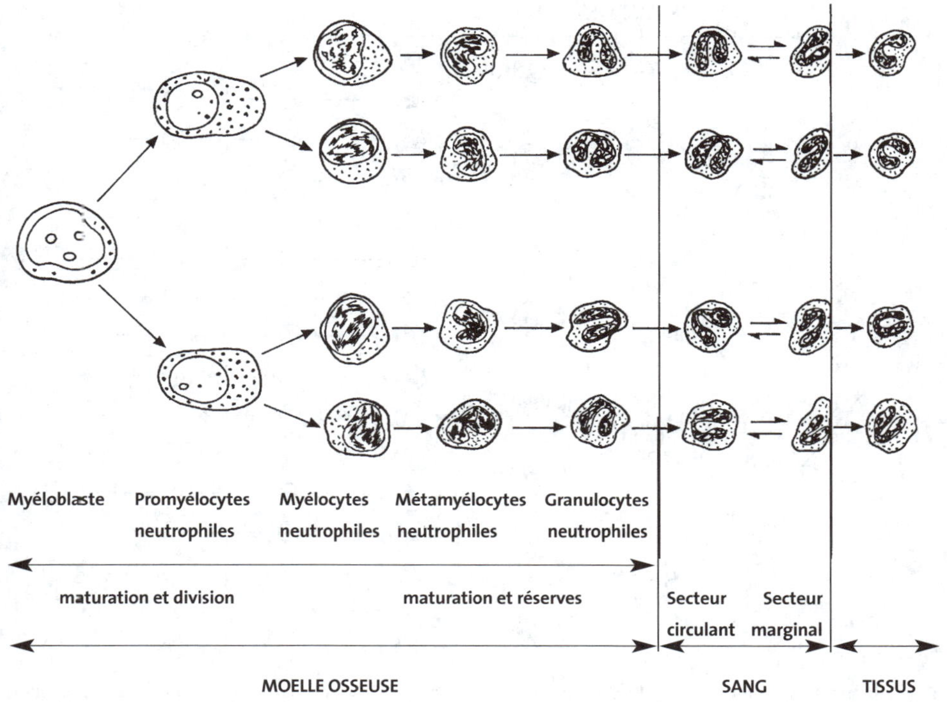

FIG. 2 GRANULOPOÏÈSE.

- la lignée blanche représentée principalement par les polynucléaires neutrophiles et les lymphocytes *(Fig. 2)* ;
- la lignée rouge *(Fig. 3)* ;
- la lignée plaquettaire *(Fig. 4)*.

La moelle est un tissu indispensable à la vie, en activité permanente, produisant des milliards de cellules chaque jour *(Fig. 5)*. En cas de défaut de production de telle ou telle lignée, l'organisme pourra souffrir d'anémie, d'infection ou d'hémorragie.

LES NORMES BIOLOGIQUES

Les normes biologiques des lignées varient avec l'âge et sont contenues dans la numération-formule sanguine (NFS) appelée également hémogramme *(Tab. 1)*.

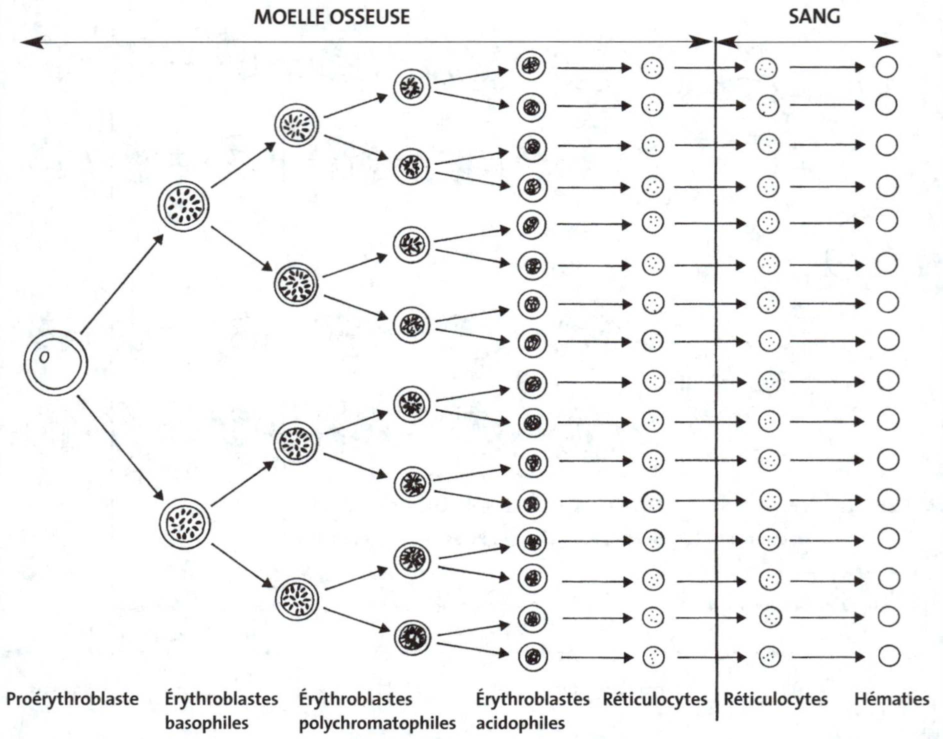

FIG. 3 ÉRYTHROPOÏÈSE.

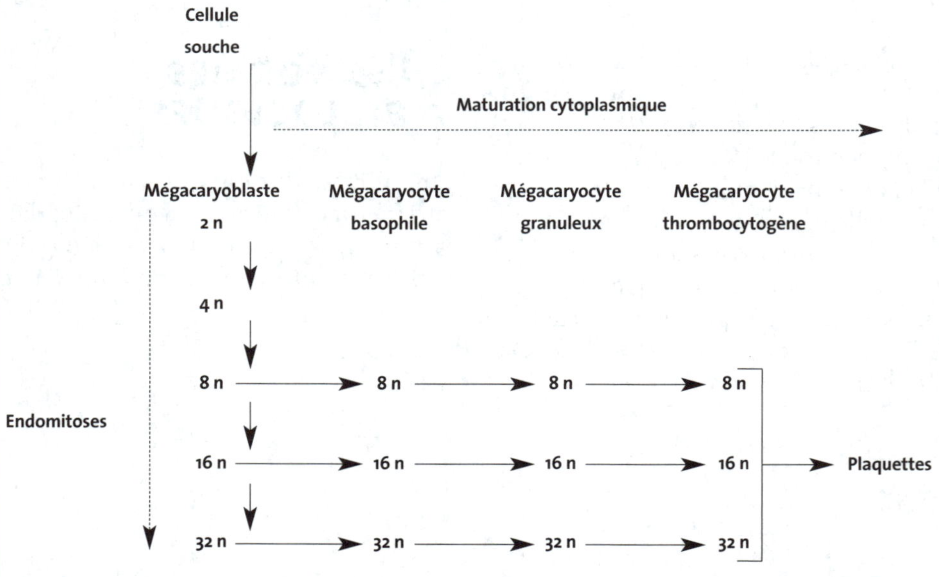

FIG. 4 THROMBOPOÏÈSE.

		Aspect	Nombre	Taille
Globules rouges		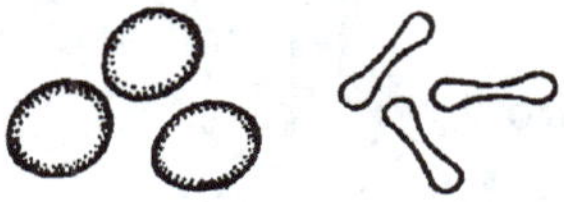	5 000 000/mm^3	7 µ
Plaquettes		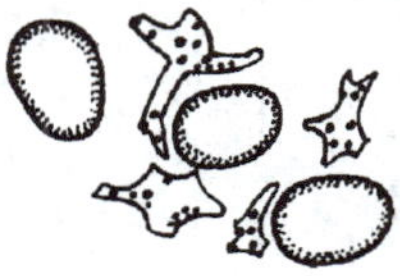	150 000 à 450 000/mm^3	3,5 µ
Globules blancs : Leucocytes polynucléaires	Polynucléaire neutrophile	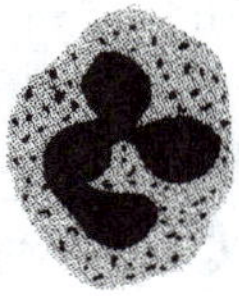	1 700 à 7 000/mm^3	10 à 11 µ
	Polynucléaire éosinophile	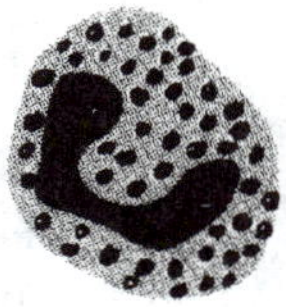	0 à 500/mm^3	10 à 11 µ
	Polynucléaire basophile	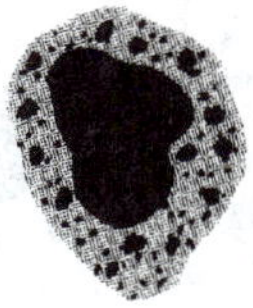	0 à 50/mm^3	10 à 11 µ
Leucocytes mononucléaires	Lymphocyte	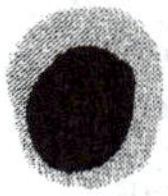	1 500 à 4 000/mm^3	6 à 12 µ
	Monocyte	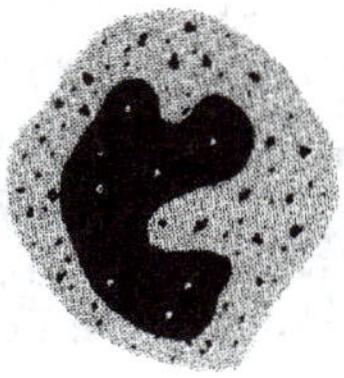	100 à 1 000/mm^3	15 à 25 µ

FIG. 5 PRINCIPAUX ÉLÉMENTS FIGURÉS DU SANG.

	Système International d'unités		Ancienne nomenclature
Globules rouges (Hématies)	4,5 + ou - 0,5 × 10^{12}/L	3,7 à 5,8 Tera/L	5 + ou - 0,5 millions/mm^3
Globules blancs (Leucocytes)	4 à 10 × 10^9/L	4 à 10 Giga/L	4 à 10 000/mm^3
P.N. Neutrophiles (PNN)	2 à 7,5 × 10^9/L		1 700 à 7 500/mm^3
P.N. Éosinophiles	0,04 à 0,7 × 10^9/L		40 à 500/mm^3
P.N. Basophiles	0,01 à 0,1 × 10^9/L		1 à 100/mm^3
Lymphocytes	1,5 à 4 × 10^9/L		1 500 à 4 500/mm^3
Monocytes	0,2 à 1 × 10^9/L		200 à 1 000/mm^3
Plaquettes (Thrombocytes)	150 à 450 × 10^9/L	150 à 450 Giga/L	150 000 à 450 000 /mm^3
Réticulocytes	20 à 80 × 10^9/L	1 à 2,5 %	20 000 à 80 000 /microlitres
Hémoglobine	⩾ 13 g/dL pour un homme ⩾ 12 g/dL pour une femme		
Hématocrite	35 à 54 %		

Tableau 1 Numération-formule sanguine (NFS) de l'adulte.

Le système immunitaire

Définitions

Les antigènes sont des structures spécifiques (glycoprotéines ou glucolipides) situées sur la membrane des cellules sanguines et capables de provoquer la formation d'anticorps, protéines (immunoglobulines) contenues dans le plasma.
Les anticorps sont produits par les plasmocytes (issus des lymphocytes B), après introduction dans l'organisme d'un antigène que celui-ci ne possède pas : le système immunitaire le reconnaît comme étranger et répond en produisant un anticorps spécifique.
La liaison sur la surface d'une cellule d'un antigène et de son anticorps spécifique peut entraîner la destruction de la cellule.

Le système immunitaire possède deux grands mécanismes de défense spécifiques à l'encontre d'un élément étranger.

L'immunité humorale

Elle réalise la production d'anticorps par une variété de lymphocytes (les lymphocytes B) en réponse à l'intrusion dans l'organisme d'un antigène particulier, isolé (toxine, antigène vaccinal, etc.) ou porté par une structure vivante (virus, bactéries, etc.). Les anticorps produits spécifiquement à l'encontre de cet antigène vont se combiner à ce dernier et ainsi contribuer à son élimination.
Ce type d'immunité est particulièrement efficace contre certaines infections virales ou bactériennes. En cas de déficit, des infections à streptocoques et des hémophilus à l'origine d'infections ORL ou pulmonaires peuvent se développer.

L'immunité cellulaire

Elle aboutit à la production et à l'activation de cellules immunocompétentes produisant une toxicité directe à l'encontre des germes étrangers (les cellules plus concernées par ce mécanisme sont les lymphocytes T et les lymphocytes *killer*).
Les infections par des germes à localisation intracellulaire comme certaines infections virales (varicelle, herpès), mycosiques (*Candida*, aspergillose) ou parasitaires (pneumocystose) peuvent se développer en cas de défaillance immunitaire.
Ces deux formes d'immunité sont le plus souvent associées dans les mécanismes de défense de l'organisme.
À côté de ces mécanismes spécifiques, il existe des systèmes de défense de l'organisme non (ou moins) spécifiques, comme l'acidité gastrique, qui constitue un barrage naturel à la progression de microbes, le « nettoyage » d'un foyer inflammatoire par des cellules douées d'activité phagocytaire (macrophages) ou capables de libérer des substances toxiques pour des microbes (polynucléaires, par exemple).

La coagulation

Les plaquettes jouent un rôle fondamental dans les processus de coagulation (*Fig. 6*). En cas de brèche vasculaire, les plaquettes forment, en adhérant à la plaie et en s'agrégeant entre elles, un caillot avec la contribution du fibrinogène et des autres facteurs de coagulation.
Les facteurs VIII et IX sont des glycoprotéines enzymatiques dont l'activation concourt à celle de ce caillot. En cas de baisse importante du taux de plaquettes ou de l'un de ces facteurs (*voir « L'hémophilie », p. 140*), les risques hémorragiques spontanés ou post-traumatiques sont accrus.

Les groupes sanguins

Définition

Un groupe sanguin est représenté par un ensemble d'individus qui ont sur leurs hématies un caractère commun qui les différencie des autres.
Un système de groupe peut se définir par les antigènes présents sur les hématies et par les anticorps spécifiques (*Tab. 2*).
Plus de 26 systèmes de groupes sanguins liés au globule rouge ont été identifiés mais seuls quelques-uns ont une importance transfusionnelle.
Il existe en effet de très nombreux antigènes à la surface des globules rouges mais ils n'ont pas tous la même capacité à entraîner une réponse immunitaire ; certains doivent être toujours pris en considération (antigènes des systèmes ABO et Rhésus).

Système ABO

C'est le premier système connu (découvert par Landsteiner en 1900). Sa connaissance doit être bien maîtrisée car toute transfusion d'hématies ABO incompatibles entraîne leur destruction et des conséquences cliniques souvent dramatiques.
Le système ABO a des caractères originaux par rapport aux autres groupes sanguins.
On retrouve les antigènes A et B sur de nombreuses cellules de l'organisme humain (cellules de l'endothélium vasculaire, peau, tube digestif, pancréas) de même que chez certains végétaux et de nombreuses bactéries.
Les anticorps sont réguliers, c'est-à-dire toujours présents dans le sérum des sujets « normaux » quand les antigènes correspondants sont absents de leurs hématies.

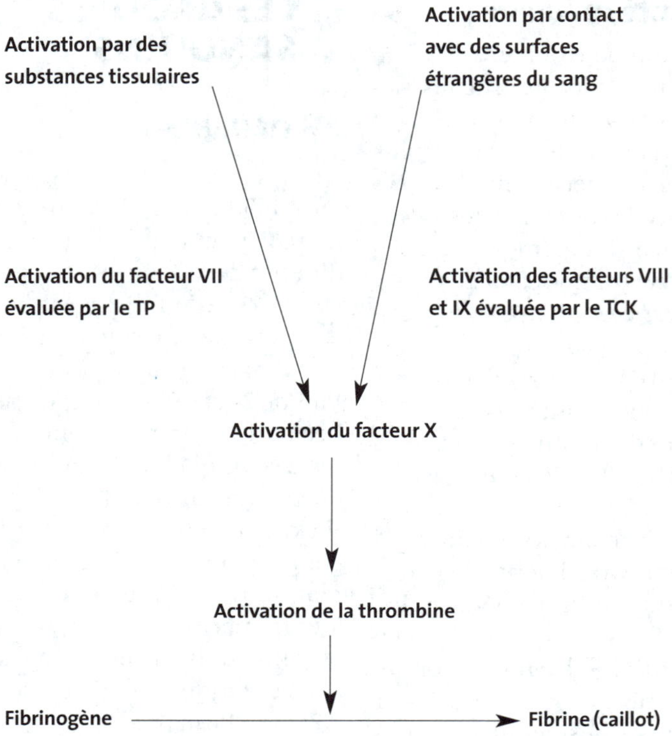

FIG. 6 SCHÉMA SIMPLIFIÉ DE LA COAGULATION. TP = TAUX DE PROTHROMBINE ; TCK : TEMPS DE CÉPHALINE KAOLIN.

	DONNEUR NON « DANGEREUX »			
RECEVEUR	A	B	O	AB
A	oui	non	oui	non
B	non	oui	oui	non
O	non	non	oui	non
AB	oui	oui	oui	oui

TABLEAU 2 Les groupes sanguins et leur compatibilité (pour les concentrés de globules rouges).

Ils sont naturels : ils apparaissent en dehors de toute stimulation par transfusion ou par grossesse.

Antigènes

Deux antigènes A et B définissent quatre groupes :

- groupe A : sujets porteurs de l'antigène A sur leurs hématies ;
- groupe B : sujets porteurs de l'antigène B sur leurs hématies ;
- groupe AB : sujets porteurs de l'antigène A et de l'antigène B sur leurs hématies ;
- groupe O : sujets n'ayant ni antigène A, ni antigène B sur leurs hématies.

En France, 45 % des sujets sont de groupe A, 43 % O, 9 % B et 3 % AB. Cette répartition varie en fonction des populations étudiées.

Anticorps

Ces anticorps sont dirigés contre les antigènes (A et B) que ne possède pas le sujet :

- groupe A : présence d'anticorps anti-B ;
- groupe B : présence d'anticorps anti-A ;
- groupe O : présence d'anticorps anti-A et anti-B ;
- groupe AB : pas d'anticorps anti-A et anti-B.

Ce sont le plus souvent des anticorps « naturels » appartenant à la classe des IgM (anticorps ne traversant pas le placenta). Des anticorps « immuns » anti-A ou anti-B (ou hémolysines anti-A ou anti-B) apparaissent chez certains sujets à la suite d'une stimulation antigénique (grossesse ABO incompatible, infections bactériennes ou virales, etc.). Ce sont des anticorps de classe IgG. Ils peuvent avoir un titre élevé (quantité importante d'anticorps). La présence de ces anticorps « très performants » définit le donneur « dangereux ». Tout produit contenant du plasma provenant de ces sujets (sang total, concentrés de globules rouges, plaquettes, concentré de granulocytes, plasma frais congelé) ne doit faire l'objet que de transfusions isogroupes c'est-à-dire de A à A, de B à B, de O à O, de AB à AB.

Système Rhésus

Antigènes

Il existe cinq antigènes : D, C, c, E et e. Par définition, les personnes possédant l'antigène D sont dites Rhésus positif (85 % de la population) et celles ne possédant pas l'antigène D sont dites Rhésus négatif *(Tab. 3)*.
Les antigènes Rhésus sont exclusivement retrouvés sur la paroi des globules rouges (ils sont notamment absents de la paroi des plaquettes).

Anticorps

Les antigènes D, C, c, E et, e peuvent tous déclencher la formation d'anticorps mais l'antigène D est de loin le plus immunisant. On ne doit pas transfuser d'hématies D + à un sujet négatif (risque d'immunisation après une transfusion = 60 %). Pour les autres antigènes (c, C, E, e), en raison des risques transfusionnels et obstétricaux ultérieurs, il est recommandé de transfuser en concentrés érythrocytaires phénotypés pour tous les antigènes du système Rhésus les femmes avant la ménopause, les sujets ayant déjà développé un allo-anticorps et certains polytransfusés (en n'introduisant pas d'antigènes que le patient ne porte pas sur ses érythrocytes).
Les anticorps dirigés contre les antigènes du système Rhésus sont des anticorps immuns (provoqués par une transfusion ou une grossesse). Ils sont de classe IgG, ils peuvent traverser le placenta et déclencher une maladie hémolytique du nouveau-né.

Système Kell-cellano

C'est un système composé des antigènes k et K. 92 % des sujets ne possèdent pas l'antigène K.

dce (haplotype cde en double dose)	15 %	Sujet Rhésus négatif
DCce (haplotype Dcce + haplotype dce)	34 %	Sujet Rhésus positif
Dce (haplotype Dce)	20 %	Sujet Rhésus positif
DccEe	12 %	Sujet Rhésus positif

TABLEAU 3 Fréquences observées pour les phénotypes les plus courants.

L'antigène K est fortement immunogène (juste après l'antigène D du système Rhésus) et les anticorps irréguliers anti-K sont fréquents. Ils sont toujours dus à une transfusion ou à une grossesse.

Autres systèmes

Les systèmes Duffy, Kidd et Lewis possèdent chacun deux antigènes parfois responsables d'accident de transfusion grave. Ils sont surtout recherchés chez les polytransfusés.

Autres systèmes de groupes ayant une incidence en transfusion sanguine

Système majeur d'histocompatibilité (système HLA)

Les antigènes HLA sont présents sur les globules blancs et les plaquettes et quasiment toutes les cellules humaines (mais absents sur les globules rouges).
L'apparition d'anticorps anti HLA peut rendre les transfusions de plaquettes inefficaces et les transfusions de globules blancs dangereuses.
L'apparition d'anticorps anti HLA est principalement due aux grossesses (pratiquement plus aux transfusions depuis 1998, date de déleucocytation systématique et réglementaire).

Systèmes de groupes propres aux polynucléaires et aux plaquettes

Des anticorps dirigés contre ces systèmes peuvent là aussi rendre les transfusions de globules blancs ou de plaquettes inefficaces.
Une nouvelle nomenclature internationale est en passe de remplacer l'ancienne nomenclature par lettres. C'est cette nomenclature qui va figurer sur les cartes de groupe et sur les étiquettes des produits sanguins.

Correspondance des nomenclatures

Antigènes du système Rhésus

D = RH1	c = RH4
C= RH2	e = RH5
E = RH3	

Antigènes du système KELL

K =KEL1	k = KEL2

Une nomenclature numérique est aussi instaurée pour tous les autres systèmes de groupe sanguins.
Pour l'appellation du phénotype, le symbole du système de groupe sanguin est suivi par deux points et les chiffres représentant les spécificités sont séparés par des virgules. Si le marqueur antigénique est représenté sur le globule rouge, le chiffre représentant la spécificité est indiqué sans être précédé par le signe + . Si le marqueur antigénique n'est pas représenté sur le globule rouge, le chiffre représentant la spécificité est précédé du signe - .

Exemple :

- Le phénotype RHD+C+E-c+e+,- est écrit RH : 1, 2,-3,4,5 (-3 indique l'absence de l'antigène 3 du système rhésus, anciennement "E").
- Le phénotype RH D- C-E-c+e+ ("classique" Rhésus négatif) est écrit : RH : -1,-2,-3,4,5 (-1, -2,-3, indiquent l'absence des antigènes "D","C" et "E" maintenant RH1, RH2 et RH3).
- Le phénotype KELL K-k+, est écrit KEL : -1,2 (-1 indique l'absence de l'antigène 1 du système Kell, anciennement noté K+).

Pour les anticorps

La désignation des spécificités d'un anticorps inclut le mot « anti » suivi d'un tiret, le symbole alphabétique du système et le numéro de l'antigène sans espace entre chaque signe. Par exemple l'anticorps anti-E devra être écrit anti-RH3, l'anticorps anti-D devra être écrit anti-RH1.

NOTES

3 Soins infirmiers et transfusion de produit sanguin labile ou dérivé stable

Vous devez savoir faire...

ACTES INFIRMIERS

- Mettre en œuvre les thérapeutiques prescrites et en assurer les surveillances (décret n° 2004-802 du 29 juillet 2004, article R.4311-9 du Code la santé publique relatif à l'exercice de la profession d'infirmier).
- Surveiller le patient cliniquement, notamment par la prise de paramètres (pouls, pression artérielle, température, etc.) avant, pendant et après l'administration du produit sanguin.
- Alerter le médecin en cas de réaction à la transfusion et mettre en œuvre les actions adaptées.
- Consigner le soin dans le dossier de soins et le dossier transfusionnel du patient.
- Réaliser les procédures de traçabilité.
- Expliquer aux étudiants infirmiers les différentes étapes à respecter lors de toute transfusion de produit sanguin labile ou dérivé stable.
- Tutorer les étudiants infirmiers pour la préparation, la pose d'une transfusion de produit sanguin et sa surveillance.
- Faire réaliser aux étudiants infirmiers, sous son contrôle, les procédures de traçabilité.

...donc vous devez savoir :

CONNAISSANCES REQUISES

- Citer le texte réglementaire qui habilite l'infirmière à administrer des transfusions de produits d'origine humaine et qui précise les conditions dans lesquelles elle doit les administrer.
- Caractériser les différents produits sanguins.
- Définir les termes d'antigène et d'anticorps
- Expliquer le mode d'obtention des différents produits sanguins et indiquer pour chacun d'eux le mode et la durée de conservation.
- Expliquer les risques immunologiques, bactériens et viraux résiduels d'une transfusion d'un produit sanguin.
- Expliquer le principe du contrôle ultime prétransfusionnel (CPU) selon le test de Beth-Vincent
- Expliquer la surveillance à effectuer auprès du patient en fonction de chacun des produits.
- Citer les signes qui font craindre un accident transfusionnel.
- Énoncer la conduite à tenir en cas d'accident transfusionnel.
- Expliquer, sans erreur, les différentes étapes à respecter lors de toute transfusion sanguine : la mise en œuvre, le raisonnement et l'interprétation de la compatibilité.

Les produits sanguins labiles

Ils regroupent le sang total, les concentrés globulaires, les concentrés plaquettaires, les concentrés de granulocytes et les plasmas frais congelés. Ils sont d'origine humaine et ne sont jamais « purs » car ils contiennent toujours un pourcentage plus ou moins élevé des autres constituants du sang total. Les règles de compatibilité doivent donc toujours être observées lors d'une transfusion.

Législation

Responsabilité, prescription

➔ *Circulaire n° 03/ 582 du 15 décembre 2003 relative à la réalisation de l'acte transfusionnel*

Cette circulaire rappelle que « La sécurité de l'acte transfusionnel repose sur le strict respect des étapes d'un processus allant de la prescription des produits sanguins labiles et des analyses d'immunohématologie nécessaires, jusqu'à leur administration au receveur et à son suivi ».

Cette circulaire doit servir de référence « à chacune des étapes du processus conduisant à la bonne réalisation de l'acte transfusionnel et visant à éviter les erreurs d'attribution encore responsables d'incompatibilités immunologiques graves voire létales ».

Le patient « doit recevoir une information systématique par le prescripteur avant la réalisation de l'acte, chaque fois que cela est possible ».

L'acte transfusionnel « est réalisé par les médecins et, sur prescription médicale, par les sages-femmes ou le personnel infirmier et impose, lorsqu'il est délégué, une collaboration étroite et constante avec les médecins afin que ceux-ci puissent intervenir à tout moment ».

La circulaire précise les modalités du contrôle transfusionnel ultime.

➔ *Décret ministériel n° 93-345 du 15 mars 1993*

«… L'infirmière est habilitée à accomplir sur prescription médicale écrite qualitative, et quantitative, datée et signée, les actes ou soins infirmiers suivants, à condition qu'un médecin puisse intervenir à tout moment : injections et perfusions de produits d'origine humaine, nécessitant préalablement à leur réalisation un contrôle de compatibilité obligatoire, effectué par l'infirmière… » (art. 5).

➔ *Arrêté du 10 septembre 2003 et circulaire du 15 décembre 2003*

« La prescription d'un produit sanguin est un acte médical qui engage la responsabilité du médecin prescripteur … Elle doit être remplie avec précision par le médecin prescripteur et comporter notamment :

– l'identification de l'établissement de santé demandeur et du service ;

– le nom (lisible !) et la signature du médecin prescripteur ;

– l'état civil du patient : nom patronymique, nom de jeune fille, prénoms, date de naissance, sexe ; si possible l'identifiant numérique du patient dans l'établissement de santé ;

– la date de la prescription et la date prévue de la transfusion, le degré d'urgence ; en cas de transfusion différée il est nécessaire de préciser la date et l'heure souhaitées pour la délivrance du produit ;

– la nature des produits sanguins prescrits, leurs qualifications (phénotypés, irradiés …) et leurs quantités.

Elle doit être accompagnée, le cas échéant, des informations cliniques et biologiques utiles ou de l'existence de protocoles transfusionnels en respectant la confidentialité.

La prescription est une ordonnance et doit être accompagnée d'un document de groupage sanguin valide (2 déterminations) ou des prélèvements sanguins permettant de l'effectuer.

Information du patient transfusé

« Tout patient transfusé doit *être informé par écrit* de tout traitement transfusionnel. Ce document doit lui être remis *au plus tard le jour de sa sortie* et sera signé par un médecin. » (Décret sur l'hémovigilance du 24 janvier 1994.)
Pour les mineurs, l'information est communiquée aux titulaires de l'autorité parentale et, pour les incapables, à la personne qui exerce la tutelle. Cette information doit figurer dans le carnet de santé.

Suivi des receveurs

Les mesures de dépistages virologiques pré et post transfusionnels « systématiques » (VIH, VHC, ALAT) ont été abrogées (circulaire du 11 janvier 2006), seule la recommandation d'effectuer des recherches d'agglutinines irrégulières (RAI) est maintenue.

Traçabilité et hémovigilance

La survenue d'une maladie infectieuse (VIH, hépatite C ou B) chez un ancien transfusé pose de nombreux problèmes, notamment médico-légaux ; la maladie n'est pas obligatoirement due à la transfusion, en raison d'autres voies possibles de contamination.
La responsabilité de la transfusion peut être difficile à établir car l'intervalle est parfois très long (mois, années) entre la transfusion et le diagnostic, rendant ainsi difficile l'enquête rétrospective à la recherche des donneurs potentiellement impliqués.
La circulaire ministérielle du 15 juin 1992 a obligé les établissements de soins et les centres de transfusion sanguine à mettre en œuvre une organisation (traçabilité) depuis l'acte de prélèvement du donneur jusqu'à la transfusion du receveur pour la réalisation des enquêtes épidémiologiques aux maladies transmissibles par voie sanguine.

L'application de ces mesures impose donc :
- pour l'infirmière : la conservation dans le dossier transfusionnel du patient de tous les paramètres d'identification des produits transfusés ;
- pour l'infirmière : l'inscription sur le dossier du malade (dossier de soins infirmiers, dossiers cliniques) des paramètres d'identification de tous les produits sanguins administrés ;
- pour l'établissement de soins : des procédures permettant de confirmer la réalisation effective des transfusions dans un « fichier » des receveurs.

Le décret sur l'hémovigilance du 24 janvier 1994 stipule :
«… Tout médecin, pharmacien, sage-femme, infirmière ou infirmier qui a connaissance de l'administration d'un produit sanguin labile à un de ses patients et qui constate un effet inattendu ou indésirable dû à ce produit doit le signaler sans délai au correspondant d'hémovigilance de l'établissement dans lequel a été administré le produit… »
«… Une fiche d'incident transfusionnel est versée au dossier médical du patient… »
Ces informations sont également transmises au site distributeur afin d'assurer le suivi des produits sanguins labiles du donneur au receveur et *vice-versa*.

Carte de groupe sanguin

Elle n'est considérée comme valide que si elle comporte tous les renseignements suivants (circulaire ministérielle du 15 décembre 2003 et GBEA du 26 avril 2002) :
- nom (complété s'il y a lieu par le nom marital) ;
- prénoms ;
- date de naissance ;
- service d'hospitalisation ;
- déterminations du groupe sanguin (première et seconde déterminations) ;

- la détermination du phénotype Rhésus « complet » (les 5 antigènes) et Kell est obligatoire à l'occasion de toute détermination de groupe sanguin et doit donc figurer sur toute carte de groupe ;
- la présence d'un ou plusieurs anticorps anti-érythrocytaires est mentionnée sur la carte suivie de la date de découverte de l'anticorps ;
- identification du laboratoire qui a édité la carte du groupe ; chaque examen doit être daté.

Une transfusion ne peut être effectuée (sauf extrême urgence) que si la carte comporte les deux déterminations. La seconde détermination doit être impérativement pratiquée à partir d'un nouveau prélèvement.

Conseils pratiques : toute discordance portant sur les noms, les prénoms et les dates de naissance doit conduire à l'établissement d'une nouvelle carte de groupe. Il ne faut jamais accepter de résultat oral ou téléphoné. Toute transfusion de globules rouges empêche de réaliser un phénotype pendant trois mois.

Toute retranscription manuelle ou utilisation d'étiquettes de groupe autocollantes est interdite. Les deux déterminations portées sur la carte seront effectuées par le même laboratoire.

Détermination du groupe sanguin

La circulaire ministérielle du 15 décembre 2003 établit précisément les modalités du prélèvement. « La personne ayant effectué le prélèvement porte sur l'étiquette les indications suivantes, concernant le sujet prélevé : le nom (complété s'il y a lieu par le nom marital), les prénoms, le sexe, la date de naissance, la date de prélèvement et, si possible, le lieu. La vérification directe d'identité doit être réalisée par la personne effectuant le prélèvement.

Si l'on prélève du sang à plusieurs personnes comme c'est souvent le cas en milieu hospitalier, *les étiquettes ne doivent jamais être fixées d'avance sur les flacons ou les tubes*. C'est immédiatement après chaque prélèvement, et après contrôle de l'identité que l'étiquette doit être remplie (en interrogeant l'intéressé et pas seulement en se fiant à une pièce du dossier présenté), puis placée sur le flacon ou le tube.

Les contrôles doivent être particulièrement vigilants chez les sujets comateux, chez les nouveau-nés et plus généralement chez tout sujet non interrogeable.

Dans tous les cas, il convient de joindre au flacon étiqueté une fiche d'accompagnement, sur laquelle figureront, outre les mentions déjà portées sur l'étiquette :

- la nature de l'examen demandé ;
- la date ;
- le nom, la qualité et la signature de la personne ayant effectué le prélèvement ;
- s'il y a lieu, des renseignements cliniques succincts : ictères, hémorragies, anémies, maladies par auto-anticorps ou autres affections hématologiques, maladies virales transmissibles, et toutes autres indications pouvant avoir des répercussions sur la détermination des épreuves à réaliser. Si le malade a déjà reçu des transfusions, il importe de le rappeler en précisant le nombre et les dates. »

Examens relatifs à la sécurité transfusionnelle

Recherche d'agglutinines irrégulières

➔ *But*

La recherche d'agglutinines irrégulières (RAI) est mise en œuvre pour dépister et identifier chez un sujet des anticorps anti-érythrocytaires qui pourraient détruire les hématies que l'on se propose de transfuser.

➔ *Pourquoi irrégulières ?*

Le système ABO est le seul système de groupe sanguin où la présence d'anticorps anti-érythrocytaires (anti-A et/ou anti-B) est constamment (régulièrement) retrouvée.

→ *Délai de réalisation d'une RAI*

Dépistage (savoir si la RAI est positive ou négative) :
- en urgence : 30 minutes à 1 heure ;
- en routine : 1/2 journée.

Identification :
- si la RAI est positive, l'identification de l'anticorps demande 1 heure de plus ;
- en cas de mélange, de présence d'auto-anticorps, ce délai peut être beaucoup plus long (plusieurs heures ou plusieurs jours).

→ *Quand demander une RAI ?*

Nécessairement avant toute première transfusion.

Refaire la RAI :
- en l'absence de transfusion si le test a été réalisé depuis plus de 3 jours (72 heures) ;
- dès qu'un délai de 3 jours s'est écoulé depuis la dernière transfusion et qu'une transfusion est envisagée ;
- en cas d'inefficacité transfusionnelle ou d'incident transfusionnel (en réalisant aussi un test de Coombs direct).

→ *Que faire si la RAI est positive ?*

Il faut toujours tenir compte de l'anticorps identifié pour les transfusions ultérieures, même si l'anticorps n'est pas retrouvé sur d'autres prélèvements. Le résultat positif doit être remis au malade à sa sortie.

Il faut transfuser des produits sanguins phénotypés, c'est-à-dire des produits n'apportant pas l'antigène contre lequel l'anticorps est dirigé, et compatibles.

De façon réglementaire les concentrés de globules rouges devront de plus avoir été compatibilisés au laboratoire d'immuno-hématologie (voir paragraphe suivant).

→ *Pour quel produit une RAI est-elle nécessaire ?*

Une RAI est nécessaire pour tout produit contenant des globules rouges (sang total, concentrés de globules rouges, concentré de leucocytes).

Épreuve de compatibilité en laboratoire

Cette épreuve consiste, selon plusieurs techniques (les mêmes que pour une RAI), à mettre en présence les hématies des unités à transfuser et le sérum du receveur. Si les réactions sont négatives, les unités sont dites compatibles.

On doit transfuser des unités compatibilisées dans les cas suivants :
- patient présentant un anticorps non identifié sur la RAI ;
- patient présentant un ou plusieurs allo-anticorps.

Délais : souvent les mêmes que ceux d'une RAI.

Validité des poches testées : au-delà de 72 heures, il faut retester les poches avec un nouveau prélèvement du malade. Il faut noter que la délivrance de poches compatibilisées en laboratoire ne dispense pas de la réalisation du contrôle prétransfusionnel ultime.

Test de Coombs direct

Le test de Coombs direct cherche à mettre en évidence la présence d'anticorps anti-érythrocytaires fixés sur les hématies d'un sujet (ce qui est pathologique).

Test de Coombs direct positif = présence d'anticorps (ou de fraction du complément) sur les hématies du prélèvement.

Ce test s'avère positif chez des patients présentant les cas suivants :
- dans les anémies hémolytiques auto-immunes où des auto-anticorps détruisent les hématies du patient (et aussi, le plus souvent, les hématies transfusées) ;
- dans la maladie hémolytique du nouveau-né : les hématies du nouveau-né sont détruites par les anticorps de classe IgG d'origine maternelle ; on retrouve chez la mère une RAI positive avec un anticorps dirigé contre un antigène porté par les hématies du nouveau-né (et du père !) ;
- en cas d'accident transfusionnel (les érythrocytes du donneur sont recouverts

puis détruits par les allo-anticorps du receveur, la RAI est positive chez le receveur) ;
• plus rarement, en cas de réactions hémolytiques liées à certains médicaments (pénicilline, isoniazide, rifampicine, etc.).

Contrôle prétransfusionnel ultime (CPU)

Il s'agit d'un dernier contrôle de sécurité. Il est obligatoire en France, pour toute transfusion de concentrés de globules rouges (CGR) ou de sang total, que ces concentrés soient homologues ou autologues.
Correctement effectué, le contrôle prétransfusionnel ultime (CPU) permet de prévenir les accidents par incompatibilité ABO qui représentent encore les deux tiers des accidents hémolytiques graves. Tout accident par incompatibilité ABO engage donc directement la responsabilité de celui qui a exécuté le CPU.

Règles essentielles

Le contrôle ultime pré-transfusionnel se réalise en deux étapes successives suivant des procédures régulièrement mises à jour et évaluées par les établissements de santé.
1 - Première étape : le contrôle ultime de concordance (= contrôle « administratif »). Basée sur l'identification du patient et la concordance de tous les documents (prescription, carte de groupe, RAI, Fiche de distribution nominative du produit, étiquette du produit). Cette étape, correctement réalisée, permet de dépister et d'éviter la majorité des accidents par incompatibilité ABO.
2 - Deuxième étape : le contrôle ultime de compatibilité (= contrôle « technique »).
La technique consiste à confronter :
• à proximité immédiate du malade (chevet ou bloc opératoire) ;
• au moment de la transfusion (et non à l'avance) ;
• sur un même support de réaction ;
• le groupe ABO du patient avec celui du produit érythrocytaire à transfuser.
Ce contrôle doit être assuré dans sa totalité par une seule et même personne (IDE).

Principe

Il repose sur une réaction d'agglutination des globules rouges après addition de sérum test (méthode de Beth-Vincent) *(Tab. 4)*.
La formation d'agglutinats vis-à-vis d'un ou plusieurs sérums tests spécifiques indique la présence des marqueurs antigéniques A et/ou B.
L'absence d'agglutinats dans la série des trois tests détermine le groupe O.

Qualification des produits labiles et dérivés stables

Certains états pathologiques nécessitent l'utilisation de produits sanguins ayant fait l'objet de traitements particuliers.

Groupe	Sérum anti-A	Sérum anti-B	Sérum anti-A et anti-B (facultatif)
A	+++	–	+++
B	–	+++	+++
AB	+++	+++	+++
O	–	–	–

Tableau 4 **Sérums tests. +++ : agglutination ; – : pas d'agglutination.**

Produit « déleucocyté »

Depuis le 1er avril 1998, tous les concentrés plaquettaires et tous les concentrés de globules rouges sont « réglementairement » déleucocytés.
Indications :
• réduction de l'allo-immunisation anti-HLA et de ses conséquences : greffes de moelle et d'organe, malades susceptibles de bénéficier d'une greffe de moelle, malades polytransfusés au cours d'anémies chroniques (aplasies, thalassémies, drépanocytoses) ;
• prévention des incidents « frissons hyperthermie » chez des malades ayant développé des anticorps anti-HLA ou antigranulocytaires ;
• prévention du risque viral dû au cytomégalovirus (CMV).
La transmission du cytomégalovirus chez un receveur CMV négatif par un produit sanguin est liée à l'importance du nombre de leucocytes contenus (risque faible ou nul de transmission de CMV si le nombre de leucocytes résiduels est inférieur à 5.10^6).

Produit « CMV négatif »

Soixante pour cent des donneurs de sang possèdent des anticorps anti-CMV et sont potentiellement contaminants. La recherche des anticorps anticytomégalovirus chez les donneurs de sang permet de sélectionner les produits CMV négatifs.
En raison de la faible disponibilité des produits sanguins labiles (CGR et plaquettes) CMV négatif et des doutes quant à leur supériorité sur les produits déleucocytés, les indications suivantes méritent d'être privilégiées (recommandations AFSSAPS 2002) :
• allogreffes de cellules souches hématopoïétiques en situation où donneur et receveur sont CMV négatifs.
Dans la limite des produits disponibles :
• femmes enceintes CMV négatives ;
• prématurés de moins de 32 semaines d'âge gestationnel, lorsque la mère est séronégative pour le CMV ;
• receveurs de greffe de poumon, quel que soit leur statut sérologique vis-à-vis du CMV.

Produit « déplasmatisé »

Les techniques de lavage permettent d'éliminer les protéines plasmatiques présentes dans un concentré de globules rouges ou de plaquettes.
L'indication des produits déplasmatisés est limitée à la prévention des réactions allergiques ou anaphylactiques dues à une intolérance aux protéines du plasma chez le receveur (accidents dus à la présence d'anticorps anti-IgA chez un receveur déficitaire en immunoglobuline de classe IgA).
Ces produits sont à transfuser dans les 6 heures suivant la déplasmatisation.

Produit « irradié »

Les lymphocytes présents dans un concentré de globules rouges peuvent provoquer une réaction du greffon contre l'hôte (GVH) chez certains malades immunodéprimés.
Une irradiation des produits sanguins permet d'inactiver les lymphocytes.
(Un produit « irradié » n'est pas radioactif ! Il n'y a aucun risque pour le personnel.)
Indications impératives :
• transfusion *in utero* et transfusion du prématuré ;
• greffe de moelle allogénique et autologue ;
• maladie de Hodgkin ;
• déficits immunitaires congénitaux ;
• dons provenant d'un membre apparenté au 1er degré (parents, enfants, fratrie) ;
• transfusion et exsanguino-transfusion du nouveau-né ;
• chimiothérapies intensives ou thérapeutiques entraînant une immunodépression profonde.

En onco-hématologie pédiatrique, les CGR sont habituellement irradiés de principe.

Produit « cryoconservé »

Les procédures de cryoconservation permettent de conserver plusieurs années (10 ans) des concentrés de globules rouges à – 160 °C (vapeur d'azote).
La décongélation et le lavage pour enlever le cryoprotecteur (glycérol) éliminent la totalité du plasma et 98 % des leucocytes. Ces procédures demandent une préparation de 90 minutes.
Après décongélation, le délai d'utilisation est de 24 heures avec conservation à 4 °C.
Indications :

- concentré de globules rouges de phénotype rare ;
- concentré de globules rouges autologues (autotransfusion) chez des patients ayant de multiples anticorps anti-érythrocytes ;
- concentré de plaquettes d'aphérèse de groupe rare (délai de transfusion après décongélation : 6 heures).

Produit « phénotypé »

Cette qualification s'applique au sang total et aux concentrés de globules rouges sur lesquels on a pratiqué la détermination des cinq antigènes autres que ceux toujours recherchés (ABO et D). À titre d'exemple : CcEe, Kell, Duffy, Kidd, etc.
Sur l'étiquette des produits sanguins, la présence d'un antigène est mentionnée par le signe +, l'absence par le signe – (ex. : C + c + E – e + K – signifie la présence sur les hématies du donneur des antigènes C, c, e, et l'absence des antigènes E et Kell).
Attention : un changement de nonenclature est en cours (voir page 16).
Indications de CGR phénotypes :

- la prévention d'une allo-immunisation chez des receveurs à risques capables de s'immuniser :
  – femmes avant la ménopause pour éviter la survenue de maladie hémolytique du nouveau-né lors de futures grossesses ;
  – polytransfusés, en particulier dans les anémies chroniques (thalassémies, drépanocytoses, par exemple) ;
- la prévention d'un accident hémolytique chez les sujets ayant déjà développé un allo-anticorps.

Au moment de la transfusion, le phénotype inscrit sur la carte de groupe devra être comparé au phénotype inscrit sur l'unité à transfuser.
Si un allo-anticorps est signalé chez le receveur, l'antigène correspondant ne doit pas être présent sur les hématies de la poche.
La transfusion de CGR phénotypés est souhaitable pour tout patient, quel que soit le sexe, ayant une espérance de vie raisonnable.

LES DIFFÉRENTS PRODUITS SANGUINS

Concentrés de globules rouges

Caractéristiques

Obtention par déplasmatisation partielle d'une unité de sang total.
Teneur en hémoglobine = 45 g minimum. Volume unité adulte = 175 mL minimum.
Conservation = de + 2 à + 6 °C, de 21 jours à 42 jours suivant la solution de conservation employée.
La date de péremption est toujours indiquée sur la poche.
Pas de stockage prolongé hors du centre de transfusion sanguine (CTS) ou d'un réfrigérateur contrôlé (avec enregistreur de température et alarme sonore et visuelle).
Prix = 178 € en 2007.

Indications

Anémies importantes par hémorragies d'origine médicale, chirurgicale ou obstétricale.

Anémie d'origine médicale mal tolérée. En pratique, une transfusion est souvent nécessaire si l'hémoglobine est inférieure à 6-8 g/dL, mais c'est la tolérance clinique qui doit guider la prescription médicale.

Principes

Le sang total et les concentrés de globules rouges sont « réglementairement » déleucocytés. Ils ont une teneur en hémoglobine et un volume variables. Approximativement, un CGR augmente chez l'adulte l'hémoglobine de 1 g/dL et l'hématocrite de 2 à 3 points :

- la vitesse de passage d'un CGR en médecine est de 1 à 3 heures selon l'état clinique du patient ;
- utilisations pédiatriques : il existe des unités enfants et nourrissons et il est possible de fractionner au centre de transfusion un don (jamais plus de 15 mL/kg) en plusieurs aliquots pour le même receveur (transfusions itératives chez un nouveau-né).

Compatibilité

Voir le tableau 5.

Concentré de plaquettes

Caractéristiques

→ *Concentré standard de plaquettes (CSP)*

Il provient d'un don de sang total.
Il contient $0,5 \times 10^{11}$ plaquettes, 30 à 50 mL de plasma et des leucocytes résiduels. (Prix en 2007 d'un « pool » de 6 CSP : 300 €.)

Inconvénients : les concentrés doivent être regroupés pour fournir une dose thérapeutique (6 à 10 CSP pour un adulte) avec un risque accru pour les maladies transmissibles.

→ *Concentrés de plaquettes d'aphérèse (CPA)*

Ils sont issus d'un seul donneur par cytaphérèse.
Ils contiennent de 4 à 12 unités (1 unité de 40 mL environ équivaut à 1 concentré standard de plaquettes). (Prix en 2007 pour un CPA de 8 unités : 420 €, prix d'un CPA de 12 unités : 630 €).
Avantage : diminution du risque de maladie transmissible.
Inconvénient : prix plus élevé, problème de disponibilité.
Ils se conservent 5 jours en agitation continue douce à 22 °C ± 2 °C (en armoire thermostatée) ; ne jamais les stocker dans le réfrigérateur et transfuser *dès réception*. En cas de transfusion retardée, les concentrés sont immédiatement rapportés au centre de transfusion.

Indications

À titre prophylactique, si le nombre de plaquettes est inférieur à 20 000 plaquettes/mm³ par insuffisance médullaire (leucémie, aplasie).
En cas de syndrome hémorragique majeur, d'intervention chirurgicale, d'acte invasif (pose de cathéter, lavage bronchopulmonaire), maintenir le malade à un chiffre supérieur à 50 000 plaquettes/mm³.
En cas de thrombopathie constitutionnelle (sujets ayant un nombre de plaquet-

	Donneur non « dangereux »			
Receveur	**A**	**B**	**O**	**AB**
A	oui	non	oui	non
B	non	oui	oui	non
O	non	non	oui	non
AB	oui	oui	oui	oui

Tableau 5 Compatibilité ABO pour les concentrés de globules rouges (CGR).

tes normal mais avec des anomalies des fonctions plaquettaires), pour couvrir un acte chirurgical ou arrêter un syndrome hémorragique.
Les thrombopénies auto-immunes (purpura thrombopénique idiopathique) ne constituent pas une indication de transfusions de plaquettes. (Sauf en cas d'interventions chirurgicales ou d'hémorragies mettant en jeu le pronostic vital.)

Principe

1 unité (= $0{,}52 \times 10^{11}$ plaquettes) pour 7-10 kg de poids.

Compatibilité ABO et Rhésus

La règle de la transfusion plaquettaire est, chaque fois que cela est possible, la comptabilité cellulaire ABO. Les concentrés de plaquettes provenant de donneurs « dangereux » (avec anticorps immuns anti-A ou anti-B) ne doivent pas être administrés aux sujets A, B ou AB. Ces concentrés sont étiquetés « ISO Groupe ». En cas de transfusion de plaquettes RH1 (Rh D) positif chez une femme RH1 (Rh D) négatif en âge de procréer, et sans immunosuppression profonde, la prévention de l'immunisation anti-D par injection dans les 72 heures de 100 µg d'immunoglobulines anti-D est recommandée. Une dose d'Ig anti-D protège le receveur pour 10 CPA sur une période maximale de 3 semaines (recommandation AFSSAPS 2002).

Concentré de granulocytes

Caractéristiques

Un concentré de granulocytes contient un minimum de 2.10^{10} leucocytes (polynucléaires et monocytes), 30 à 50 mL de globules rouges, et 4 à 8 unités de plaquettes dans un volume de 500 mL maximum.
Ce concentré est obtenu par cytaphérèse. Le prélèvement est très contraignant pour le donneur (plus de 3 heures, injection de corticoïdes, d'héparine). Les indications doivent donc être soigneusement pesées. (Prix en 2007 : 5 534 €.)
Il se conserve moins de 12 heures au centre de transfusion sanguine et doit impérativement être transfusé dès réception (ne doit jamais être stocké dans le réfrigérateur).
Les concentrés de granulocytes doivent toujours être irradiés.

Indications

Très restreintes. L'intérêt thérapeutique est encore controversé :
- patients neutropéniques (< 500 PN) présentant une infection grave résistant à une antibiothérapie. Ces patients doivent avoir un pronostic favorable de survie par ailleurs ;
- septicémie néonatale.

Traitement sur 2 à 4 jours.

Principes

Ces produits contiennent des globules rouges. Les règles de compatibilité ABO et Rhésus doivent être respectées. L'existence d'une immunisation anti-HLA étendue est une contre-indication.

Plasma frais congelé (PFC)

Caractéristiques

Le volume moyen est de 200 mL. Il se conserve à une température de – 30 °C ; sa durée de vie maximale est de 1 an.
Sauf circonstance exceptionnelle, le plasma est délivré décongelé, il doit être utilisé immédiatement et au plus tard 6 heures après décongélation (pour les PFC autologues, 72 heures s'ils sont conservés entre + 2 °C et + 8 °C).
Le PFC ne contient pas de cellules :
- pas de globules rouges, donc pas de risques d'allo-immunisation anti-érythrocytaire ;
- pas de leucocytes ; l'irradiation des PFC n'est pas nécessaire.

Deux types de produits sont disponibles :

- plasma sécurisé :
- produit unitaire (obtenu à partir d'un seul donneur) ;
- plasma mis en quarantaine (> 3 mois) seulement libérable après un nouveau bilan sérologique chez le donneur. Cette durée semble suffisante pour supprimer les risques dus à la fenêtre de sérologie négative pour le VIH, mais plus problématique pour les hépatites C (prix en 2007 : 95 €) ;

Le plasma inactivé par bleu de méthylène doit remplacer le plasma sécurisé en 2007 ;

- plasma viro-inactivé :
- plasma ayant subi une procédure d'inactivation virale par traitement solvant détergent ;
- produit de « pool » (100 donneurs).

Ce procédé d'inactivation permet d'inactiver les virus à enveloppe lipidique (VIH, HTLV 1, hépatite B, hépatite C) mais pas les virus non enveloppés (parvovirus, hépatite A). (Prix en 2007 : 95 €.)

Indications

Coagulopathies graves de consommation avec effondrement de tous les facteurs de coagulation.

Hémorragies aiguës avec déficit global des facteurs de coagulation.

Déficits complexes rares en facteurs de coagulation lorsque les facteurs coagulants spécifiques ne sont pas disponibles.

Échanges plasmatiques pour purpura thrombotique thrombocytopénique, microangiopathie thrombotique ou syndrome hémolytique et urémique.

Compatibilité ABO

La compatibilité ABO doit être respectée du fait de la présence d'anticorps anti-A ou anti-B du donneur, en particulier s'il s'agit d'un donneur « dangereux ».

Le plasma à transfuser ne doit pas contenir d'anticorps dirigés contre les antigènes érythrocytaires du receveur *(Tab. 6)*.

Les immunoglobulines polyvalentes intraveineuses

Ce sont des médicaments dérivés du sang, distribués par les pharmaciens depuis le 1er janvier 1995.

Elles sont administrées à des patients présentant un déficit immunitaire, une production d'anticorps défectueuse ou des pathologies auto-immunes.

La posologie est variable, suivant les indications, de 0,2 g/kg à 2 g/kg sur un ou plusieurs jours. (Prix : de 313 à 450 € les 10 g.)

COMPLICATIONS DE LA TRANSFUSION

Comme nombres d'actes médicaux, l'acte de transfusion comporte des risques, tout comme l'abstention de le réaliser.

Chaque année, on signale en France moins d'une quinzaine de complications létales pour environ 2 500 000 produits sanguins labiles transfusés.

La prévention de ces accidents passe par la prescription des produits sanguins labiles « restreinte aux seules indications pour lesquelles le bénéfice est incontestable

GROUPE DU RECEVEUR	GROUPE DU PLASMA POUVANT ÊTRE REÇU
O	AB, O, A, B
A	AB, A
B	AB, B
AB	AB

TABLEAU 6 **Plasma et groupe sanguin.**

(mise en jeu du pronostic vital) et pour lesquelles aucune alternative thérapeutique n'est possible » (AFSSAPS décembre 2000) et par le recours chaque fois que possible, à des alternatives : utilisation d'érythropoïétine, fer, vitamine B12 ... »

Accident hémolytique

➔ *Causes*

Cette complication est la conséquence d'une interaction antigène/anticorps.
C'est la première cause de mortalité.
Ces accidents sont pratiquement toujours dus à :

- un anticorps présent dans le plasma chez le receveur ;
- la présence de l'antigène cible sur les hématies transfusées.

Rarement dus à la transfusion de plasma, sang total, transfusion de plaquettes provenant d'un donneur « dangereux » (avec anti-A ou anti-B immuns chez un receveur A, B ou AB). L'hémolyse est le plus souvent due à une incompatibilité ABO par erreur d'attribution (mauvais produit au mauvais malade) avec toujours une mauvaise interprétation ou une mauvaise réalisation du contrôle pré-transfusionnel ultime.
Les accidents par existence d'anticorps irréguliers (RAI négligées ou non faites) sont plus rares et souvent moins « brutaux » et retardés.

➔ *Manifestations cliniques possibles*

Frissons, fièvre, douleurs lombaires, tachycardie, dyspnée, hypotension, hémoglobinurie, collapsus, saignements diffus, insuffisance rénale aiguë, décès.

➔ *Conduite à tenir*

Arrêt de la transfusion, garder la voie d'abord.
Traitement du choc.
Envoi au centre de transfusion d'échantillon de sang (10 mL sans anticoagulant et 5 mL sur citrate), d'urine, ainsi que des produits transfusés.
Surveillance des constantes et de la diurèse.
Suivant la prescription médicale : diurèse osmotique et/ou diurétique si une insuffisance rénale n'est pas encore installée.
Éventuellement, transfert en service de réanimation.
Ne pas transfuser de produits contenant des érythrocytes avant que le CTS n'ait trouvé la cause de l'hémolyse et testé de nouveaux produits.

➔ *Prévention*

Application rigoureuse des procédures de transfusion :

- transfusion uniquement avec des documents immunohématologiques mis à jour (cartes de groupe complètes, RAI récentes et validées) ;
- respect strict des règles de compatibilité ABO ;
- réalisation de toutes les règles du contrôle prétransfusionnel ultime (CPU) ;
- respect des règles de transport et de conservation des produits sanguins.

Réaction frissons-fièvre

C'est la plus courante des réactions transfusionnelles.

➔ *Causes*

Patients présentant une immunisation aux globules blancs (anticorps anti-HLA), plaquettes ou protéines du plasma.

➔ *Manifestations cliniques*

Frissons-fièvre (augmentation de la température supérieure à 1 °C), céphalées, érythème facial, anxiété.
Attention : une réaction frissons-hyperthermie peut être le premier signe d'un accident hémolytique.

➔ *Conduite à tenir*

Arrêt de la transfusion.
Selon l'intensité de la réaction : antipyrétiques, antihistaminiques, corticoïdes IV sur prescription médicale.

Éviter l'aspirine chez les patients thrombopéniques.
Recherche d'anticorps anti-HLA.

→ *Prévention*
Transfusion de produits déleucocytés et/ou déplasmatisés.

Réaction allergique

→ *Causes*
Patients présentant une sensibilité aux protéines du plasma ou aux globules blancs.

→ *Manifestations cliniques*
Érythème, prurit, plaques urticariennes.

→ *Conduite à tenir*
Injection d'antihistaminiques sur prescription médicale.
La transfusion peut être reprise avec un faible débit si les symptômes régressent. Ne pas reprendre la transfusion en cas de fièvre élevée ou de symptômes pulmonaires.

→ *Prévention*
Traitement prophylactique chez ces patients par antihistaminiques et produits déleucocytés et/ou déplasmatisés.

Choc anaphylactique (de survenue exceptionnelle)

→ *Cause*
Transfusion de produits sanguins contenant des immunoglobulines de classe IgA à un malade présentant un déficit en IgA et ayant développé des anticorps anti-IgA.

→ *Manifestations cliniques*
Angoisse, urticaire, dyspnée asthmatiforme, détresse respiratoire par bronchospasme ou œdème laryngé, collapsus.

→ *Conduite à tenir*
Injection de corticoïdes IV sur prescription médicale.
Appel aux réanimateurs.

→ *Prévention*
Chez les patients présentant un déficit en IgA :
- ne jamais transfuser de plasma frais ;
- ne transfuser que des produits sanguins déplasmatisés ;
- ne jamais injecter d'immunoglobulines ou, en cas de nécessité absolue, des immunoglobulines dépourvues d'IgA (type Gammagard, Baxter).

Surcharge circulatoire

→ *Cause*
Transfusion trop rapide ou trop importante pour les possibilités hémodynamiques du patient.

→ *Manifestations cliniques*
Œdème aigu du poumon avec toux, dyspnée, hypertension, tachycardie, expectoration, râles pulmonaires.

→ *Conduite à tenir*
Mise en position assise.
Diurétique per os ou IV, sur prescription médicale.

→ *Oxygénothérapie*
Dans certains cas, pratiquer une saignée.

→ *Prévention*
Débit et volume de la transfusion adaptés à l'état clinique et à la masse sanguine du patient.
Fractionnement éventuel des transfusions et injection de diurétique.

Choc septique (accident exceptionnel mais gravissime)

→ *Cause*
Contamination bactérienne d'un produit sanguin au moment du prélèvement, du traitement, de la conservation, à l'établissement de transfusion ou dans le service clinique.
Pour les concentrés de globules rouges, les germes en cause sont le plus souvent des Gram négatifs *(Yersinia)* ; pour les plaquettes, des staphylocoques.

→ *Manifestations cliniques*

Survenue immédiate de frissons, fièvre élevée, vomissements, diarrhée, douleurs abdominales, hypotension, choc : décès dans 30 à 50 % des cas.

→ *Conduite à tenir*

Prise en charge immédiate du patient par un service de réanimation en cas de choc.
Hémoculture sur le sang du patient.
Information immédiate du centre de transfusion, d'autres produits pouvant avoir été préparés par le même don.
Retour de la poche au centre de transfusion qui fera effectuer les contrôles bactériologiques des produits.

→ *Prévention*

Application stricte au niveau des CTS et services cliniques des bonnes pratiques de prélèvement, traitement, conservation, transport des produits sanguins.
Pas de stockage des produits sanguins hors de réfrigérateurs contrôlés.
Ne pas sortir les culots du réfrigérateur plus de 30 minutes avant une transfusion.
Fin de la transfusion dans les 4 heures suivant la pose de la tubulure.

TRALI (*Transfusion Related Lung Injury*) : rare mais troisième cause de mortalité liée aux transfusions : 2 à 3 décès par an

→ *Cause*

Il s'agit d'une lésion aiguë du poumon suite à la transfusion (due à des anticorps anti HLA chez le donneur le plus souvent).

→ *Manifestations cliniques*

Détresse respiratoire associée à une hypoxie sévère et un œdème pulmonaire bilatéral survenant dans les 2 heures (et au maximum 6 heures) après une transfusion de produit sanguin contenant du plasma.

Complications retardées et tardives de la transfusion

La conduite à tenir dans chaque cas se situe dans la prise en charge infirmière.

Hémolyse retardée

→ *Cause*

Réactivation d'un anticorps trop faible pour avoir été détecté par la RAI et dirigé contre un antigène des érythrocytes transfusés.

→ *Manifestations cliniques*

Elles sont souvent variables, de 24 heures à 3 semaines après la transfusion : fièvre, subictère, non-efficacité transfusionnelle sans cause, chute secondaire de l'hémoglobine.

Hémosidérose secondaire

→ *Cause*

L'hémosidérose survient chez les transfusés chroniques (anémie chronique, thalassémie) ; elle est due au fer apporté par les globules rouges transfusés.
Une CGR apporte 225 mg de fer alors que les besoins quotidiens ne sont que de 1 mg.

→ *Traitement*

Traitement par chélateurs de fer : Desféral® (pénible car en sous-cutané 8 heures par nuit, 5 nuits sur 7) ou par voie orale (Exjade®).

→ *Manifestations cliniques*

Insuffisance cardiaque, altération des fonctions thyroïdiennes et gonadiques, diabète, cirrhose.

Maladie du greffon contre l'hôte post-transfusionnelle (GVH)

→ *Cause*

Multiplication des lymphocytes T contenus dans les produits transfusés chez le receveur. Survient chez les malades en immunodépression profonde. Peut survenir (exceptionnellement) chez un sujet normal recevant une transfusion familiale (fratrie, parents, enfants).

→ *Manifestations cliniques*

Ce sont les mêmes que celles provoquées dans une greffe de moelle allogénique : fièvre, éruption diffuse, diarrhée, hépatite. Elles sont pratiquement toujours fatales.

→ ***Prévention***

Irradiation des produits sanguins destinés aux patients immunodéprimés.

Maladies transmissibles

De nombreux virus, bactéries, parasites infectant l'homme sont susceptibles d'être transmis par transfusion.

Méthodes d'inactivation des agents pathogènes

Des méthodes d'inactivation virale sont disponibles pour les médicaments dérivés du sang (albumine, immunoglobulines, facteurs de coagulation), mais pour les produits sanguins labiles la situation est moins avancée.

- Plasma : la méthode solvant détergent détruit les virus enveloppés (HIV, CMV, EBV, HCV, HBV) mais pas les virus non enveloppés (pour le moment les moins dangereux, hépatite A, Parvovirus B 19, ...).
- Plaquettes : les méthodes d'inactivation par psoralène –UV ou riboflavine quoique prometteuses sont encore en phase de développement et seront coûteuses.
- CGR : aucune méthode n'est actuellement disponible pour les globules rouges qui représentent le plus grand nombre de transfusions.

Maladies virales

Tous les virus ne posent pas les mêmes problèmes.

- De nombreux virus sont peu ou pas pathogènes.
- Certains virus ont une incubation courte avec signes cliniques importants et disparaissent à la guérison à l'apparition d'anticorps, leur transmission est quasiment nulle.
- Certains virus peu pathogènes chez le sujet « sain » peuvent être redoutables chez des patients immunodéprimés (Cytomégalovirus, EBV...).
- Certains virus persistent à l'état latent dans les leucocytes. Les CMV, EBV et HTLV-I sont (presque) exclusivement intra leucocytaires, la déleucocytation parait pour ces virus, une bonne prévention.
- Mais la crainte vient aussi de virus inconnus ou émergents.

Aux USA, un virus non présent sur le continent américain le WEST NILE virus (virus aviaire transmis par les moustiques) est apparu en 1998 et a touché des milliers de sujets dont une centaine en post transfusionnel (et/ou post transplantation d'organe). *NB* Ce virus est aussi présent en Camargue (très faible risque en France mais ... vigilance !)

Virus des hépatites virales B et C et transmission du VIH

Les risques résiduels sont devenus très faibles grâce à la sélection des donneurs et à l'amélioration des tests biologiques :

- VIH : 1 / 3,9 millions (< 1 don infecté par an).
- VHC : 1 / 6 millions (1 don infecté tous les 2,5 ans).
- VHB : 1 / 2,4 millions (1 don infecté par an).

→ ***Virus des leucémies T = HTLV1***

Virus endémique dans les Caraïbes. Le dépistage est obligatoire pour tous les dons depuis 1991. La prévalence chez les donneurs de sang est faible en France métropolitaine.

Le risque résiduel est donc, depuis la mise en œuvre du dépistage systématique, extrêmement faible, d'autant que la déleucocytation par filtration des produits sanguins semble éliminer ce virus strictement intracellulaire.

→ ***Cytomégalovirus (CMV)***

Chez les sujets immunocompétents (défenses immunitaires efficaces), l'infection se traduit par un syndrome mononucléosique et le virus peut persister sans aucune manifestation clinique.

Plus de 60 % des individus, après 40 ans, ont été exposés au CMV qui n'est grave-

ment pathogène (hépatite, choriorétinite, pneumonie interstitielle) que chez les sujets immunodéprimés.
Les produits sanguins potentiellement infectants par le CMV sont des produits contenant des leucocytes et provenant de donneurs sérologiquement positifs.

→ *Prévention*

Chez les receveurs CMV négatifs immunodéprimés (greffe de moelle, transplantation d'organe, nouveau-né prématuré), la transfusion de produits sanguins sérologiquement négatifs prévient la transmission post-transfusionnelle.
La déleucocytation des produits sanguins semble aussi une alternative possible.
Pour les receveurs CMV positifs, ces mesures sont inutiles puisque, chez ces sujets, une infection à CMV ne traduit que la réactivation de ce virus déjà présent.

Paludisme

Un dépistage d'anticorps antipaludéens est effectué chez tous les donneurs ayant séjourné en zone d'endémie (la présence d'anticorps exclut le donneur). La transmission transfusionnelle est exceptionnelle mais il faut y penser devant l'apparition d'une fièvre inexpliquée quelques jours à quelques semaines après une transfusion (diagnostic cytologique sur frottis sanguins et goutte épaisse).

Autres

→ *Syphilis post-transfusionnelle*

Aucun cas n'a été signalé depuis plus de 30 ans.

→ *Maladie de Chagas*

Infection chronique due au **parasite** *Trypanosoma cruzi* qui peut être invalidante et parfois mortelle. Il s'agit d'un problème majeur en Amérique du Sud (16–18 millions de personnes infectées). Aucun cas post-transfusionnel n'a été rapporté en France mais les donneurs ayant séjourné plusieurs mois en Amérique du sud sont exclus du don.
Des possibilités de transmission d'autres pathogènes existent mais n'ont pas été documentées en France (maladie de Lyme, babésiose, leishmanioses, brucellose, toxoplasmose ...).

Agents transmissibles non conventionnels (ATNC) ou prions

Ils sont à l'origine de maladies lentes dégénératives du système nerveux central chez l'animal (tremblante du mouton, maladie de la « vache folle ») ou chez l'homme (maladie de Creutzfeld-Jakob). Leur nature exacte n'est pas encore connue avec précision.
La durée d'incubation particulièrement longue représente une difficulté majeure en matière de gestion du risque (et souligne l'importance de la traçabilité des produits sanguins).
Il n'y a pas de test de dépistage et il n'existe pas de traitement connu de cette maladie.
Les britanniques ont rapporté récemment 2 cas où la transmission de Maladie de Creutzfeld-Jakob par la transfusion sanguine est probable.

→ *Prévention*

Déleucocytation des concentrés de globules rouges, de plaquettes et des plasmas, exclusion du don de sang (ainsi que des dons de tissus ou d'organes) des personnes transfusées, des donneurs ayant séjourné en Grande-Bretagne entre 1980 et 1996), ou ayant été traités par hormones de croissance.

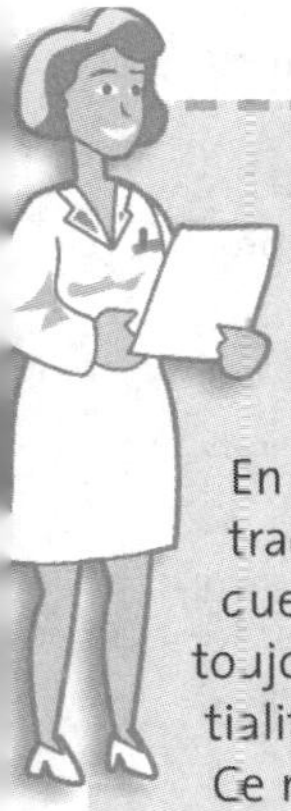

Soins infirmiers

En France, malgré les procédures de tracabilité et d'hémovigilance, le risque global d'erreur d'attribution n'est toujours pas réduit à zéro et la potentialité de décès persiste à chaque cas. Ce risque figure parmi les causes actuelles majeures de morbidité et de mortalité transfusionnelles. Il appartient à chaque établissement de santé de mettre en application des protocoles afin de réduire au minimum les risques d'accidents transfusionnels. Ces protocoles font l'objet, au sein de chaque établissement de santé d'une information et d'une formation de l'ensemble des soignants. Ils sont régulièrement mis à jour et évalués quant à leur application (circulaire du 15 décembre 2003).

Pour tous les produits sanguins labiles

Il s'agit :

• d'obtenir une prescription médicale écrite, datée et signée, précisant le nombre de poches à transfuser et leur qualification ;

• de s'assurer de la présence d'un médecin pouvant intervenir à tout moment, conformément au décret n° 2004-802 du 29 juillet 2004 relatif aux actes professionnels de la profession d'infirmier ou d'infirmière, article R.4311-9 ;

• d'établir la commande suivant le protocole. Le transport des produits sanguins doit se faire dans des conteneurs isothermes validés ;

• de réceptionner les PSL obligatoirement dès leur arrivée dans l'unité de soins par un personnel infirmier qui s'assure de :

– la conformité des modalités de transport ;

– l'adéquation des produits reçus avec la Fiche de distribution nominative (FDN) établie par le site de distribution, la prescription et la carte de groupe. Au moindre doute prendre contact avec le laboratoire ou le centre de transfusion sanguine ;

• de ne jamais stocker de produit dans le service.

Dans les cas où un temps de conservation apparaît incontournable il ne peut concerner que les concentrés de globules rouges. Dans ce cas, il convient de respecter la règle du délai de conservation maximal de 6 heures.

Au-delà de ce délai, les CGR ne peuvent plus être utilisés ;

• de vérifier l'intégrité des poches, l'absence d'agrégats, d'hémolyse ;

• d'utiliser une tubulure à filtre ;

• d'installer le patient confortablement ; être à son écoute (craintes parfois, concernant une première transfusion) ; lui expliquer le déroulement de la transfusion ; l'informer des signes à détecter (douleurs lombaires, fièvre, frissons) afin qu'il appelle si c'est le cas ;

• de ne jamais perfuser simultanément par la même voie d'abord de médicaments ou de solutés autres que du sérum physiologique à 0,9 %. Arrêter les grosses molécules et solutés hypertoniques ;

• de vérifier l'identité du patient à son chevet ;

• de prendre les constantes (pouls et pression artérielle) avant, pendant et après la transfusion ;

• d'effectuer une surveillance clinique régulière à la recherche d'une complication :

– accident hémolytique (incompatibilité ABO dans 80 % des cas) : frissons, fièvre, douleurs lombaires, tachycardie, dyspnée, hypotension, hémoglobinurie (urines couleur rouge brun), collapsus,

saignements diffus (CIVD : coagulation intravasculaire disséminée), insuffisance rénale aiguë, décès ;
– réactions frissons-fièvre (les plus courantes) : céphalées, érythème facial, anxiété ;
– réactions allergiques : érythème, prurit, plaques urticariennes ;
– surcharge circulatoire : œdème aigu du poumon avec toux, dyspnée, hypertension, tachycardie, expectoration, râles pulmonaires ;
– choc anaphylactique (exceptionnel) : angoisse, urticaire, dyspnée asthmatiforme, collapsus → réanimation ;
– choc septique (exceptionnel mais gravissime) : survenue immédiate de frissons, fièvre élevée, vomissements, diarrhée, douleurs abdominales, hypotension, choc. Décès dans 30 à 50 % des cas.

Le contrôle pré-transfusionnel ultime (CPU)

Il s'agit du *dernier contrôle de sécurité* avant l'administration du produit sanguin labile.

Les règles fondamentales

→ *L'unité de lieu*

Cela signifie, en termes de localisation, de réaliser impérativement au lit du malade les différentes étapes du contrôle :
• disposer sur place de l'ensemble des documents et du matériel utile ;
• tenir à proximité immédiate du patient uniquement le produit sanguin à transfuser.

→ *L'unité de temps*

Cela consiste, sans interruption, à :
• demander préalablement au patient de décliner son identité en contrôlant les documents transfusionnels qui lui correspondent ;
• vérifier conjointement la concordance des données indiquées respectivement sur la prescription, les documents transfusionnels et l'étiquetage du produit sanguin ;
• réaliser immédiatement la pose du produit sanguin.
Tout arrêt dans le déroulement de la procédure de contrôle implique de la reprendre en totalité.

→ *L'unité d'action*

Cela implique pour l'agent qui réalise l'acte transfusionnel de :
• rassembler lui-même les différents matériels nécessaires ;
• assurer seul la responsabilité de l'exercice du CPU ;
• effectuer personnellement en totalité les étapes successives de l'acte transfusionnel.

La conduite à tenir pour tout produit sanguin

NB : il est rappelé que les conditions de la sécurité immunologique des transfusions imposent que le personnel infirmier en charge de l'acte transfusionnel se présente auprès du malade avec un seul produit à la fois.

→ *Contrôle du produit*

• Visualisation de l'intégrité de la poche.
• Recherche d'anomalies flagrantes (caillots, agrégats, présence anormale d'air...).
• Contrôle de la date de péremption des produits.

→ *Contrôle de l'adéquation entre le patient et les différents documents*

• Le patient décline son identité.
• Vérification de la concordance entre l'identité du patient et tous les documents regroupés en vue de l'acte transfusionnel.

Lors d'une transfusion de globules rouges

• Préciser dans la commande au site transfusionnel le taux d'hémoglobine du patient.
• Joindre la carte de groupe du patient qui doit comporter 2 déterminations de groupe et une RAI inférieure à 72 heures.

Contrôle ultime

• Effectuer le contrôle « **administratif** » des documents et de l'étiquetage du produit sanguin.

– Vérification de la concordance entre le numéro d'identification figurant sur l'étiquette de la poche du produit sanguin et celui reporté d'une part, sur la Fiche de distribution nominative (FDN) et d'autre part, sur le support de traçabilité.

– Vérification de la concordance des qualifications du produit (phénotypé, irradié ...) avec les données de la prescription et de la carte de groupe sanguin.

– Vérification du groupe sanguin ABO Rh figurant sur l'étiquette de la poche du produit sanguin et du groupe ABO Rh reporté sur la carte de groupe sanguin du patient.

– Vérification de la compatibilité phénotypique par confrontation des données figurant sur l'étiquette de la poche du produit sanguin et de celles reportées sur la carte de groupe sanguin du patient.

– Vérification de la validité de la RAI (Résultat inférieur à 3 jours). En cas de RAI positive, le CGR doit avoir été sélectionné par une épreuve de compatibilité directe (CGR compatibilisé).

Toute discordance ABO Rh entre le CGR et la carte de groupe sanguin au nom du patient conduit à interrompre le déroulement du processus de contrôle et à recourir à un avis médical (médecin du service et/ou personnel du site transfusionnel).

• Effectuer le **contrôle** « **technique** » de la concordance du groupe ABO du patient et du CGR.

Ce contrôle est réalisé selon une **procédure standardisée** sur des « Cartes de contrôle pré-transfusionnel » validées par l'établissement de soins qui doivent comporter sur les parties prévues à cet effet : l'identité du patient, l'identité de l'opérateur, l'identification du concentré globulaire, les résultats de la compatibilité immunologique entre le patient et le concentré globulaire suivis de l'interprétation vis-à-vis de la décision transfusionnelle.

Au moyen de la méthode de Beth-Vincent (mise en contact des globules rouges à tester avec des sérums-tests anti-A et anti-B) :

– réalisation du groupe ABO du patient à l'aide d'un échantillon de sang prélevé à cet effet par piqûre du bout du doigt (en évitant la pince) ;

– réalisation du groupe ABO du concentré de globules rouges à l'aide d'un échantillon de sang prélevé à cet effet (tubulure soudée annexée à la poche).

La réalisation des groupes est effectuée conformément au « mode d'emploi » des dispositifs de vérification par du personnel ayant reçu une formation préalable par l'établissement de soin sur l'utilisation et l'interprétation de ces dispositifs. (En France, les élèves infirmiers reçoivent une formation spécifique à la transfusion sanguine qui est prévue dans leur programme d'études).

Sauf directive médicale précise écrite, toute discordance ABO entre le test du CGR et le test du patient impose d'interrompre le déroulement du processus de contrôle et de recourir à un avis médical (médecin du service et/ou personnel du site transfusionnel).

• Purger la tubulure en prenant soin de remplir le filtre au deux tiers.

• Prendre la pression artérielle et le pouls qui serviront de référence.

• Surveillance du patient pendant 10 minutes (les accidents surviennent souvent au cours des 20 premiers millilitres).

• Conserver les poches vides pendant au moins 2 heures après la fin de la transfusion ; les poches étant rangées dans un sachet plastique individuel pour limiter les risques de souillure par écoulement du sang contenu dans la tubulure.

• Pour des raisons d'hygiène, les supports ayant servi à la réalisation du contrôle

« technique » de la concordance ABO sont jetés après la fin de la transfusion.

• Renouveler la même procédure pour chaque concentré au moment de les poser.

• Le lendemain, faire une hémogramme sur prescription médicale si le patient reste hospitalisé.

Matériel (contrôle de Beth-Vincent)

Il faut :

• une carte de groupe + RAI inférieure à 72 heures ;

• un culot à transfuser et des tubulures pilotes ;

• un kit de contrôle prétransfusionnel validé par l'établissement de soins ;

• un antiseptique, des compresses stériles ;

• une paire de gants ;

• une boîte jaune pour les déchets DASRI (Déchets d'activités de soins à risques infectieux).

Réalisation du CPU pour le premier culot

Contrôler l'identité du patient en lui demandant de décliner ses noms, prénoms, date de naissance.

Contrôler les étiquettes au nom du patient.

Comparer le double de la prescription médicale, le bordereau de transfusion et de traçabilité, la fiche transfusionnelle, la carte de groupe sanguin du patient, toutes les mentions qui sont inscrites sur les étiquettes apposées sur la poche à transfuser.

C'est seulement après avoir effectué ces contrôles que l'on peut réaliser le CPU .

• Se laver les mains et mettre une paire de gants.

• Contrôler la date de validité du kit de contrôle.

• Ouvrir le kit et remplir la partie administrative de la carte après avoir contrôlé l'identité de la personne à transfuser et l'identité de la poche de produit sanguin à transfuser.

• Prélever un échantillon de sang du patient par piqûre au bout du doigt en utilisant le pique-doigt prévu dans le kit et déposer une goutte de sang dans le cercle identifié « patient » sur la carte contenue dans le kit (jeter l'objet piquant dans la boîte jaune prévue à cet effet.

• Utiliser ensuite le système fourni pour percer le petit boudin de sang annexé à la poche à transfuser et mettre une goutte de sang dans le cercle identifié « culot globule rouge à transfuser » (éliminer l'objet piquant dans la boîte jaune).

• Réhydrater les réactifs avec le sérum physiologique fourni sans jamais faire toucher le flacon au carton pour éviter des erreurs par mélange des sérums-tests.

• Avec une des spatules contenues dans le kit prendre du sang du patient et le déposer, en une fois, dans le cercle bleu contenant le sérum-test réhydraté anti-A (jeter la spatule dans la boîte jaune).

• Prendre une autre spatule pour mettre du sang du patient, en une fois, dans le cercle jaune contenant le sérum-test réhydraté anti-B (jeter la spatule dans la boîte jaune).

• Procéder de la même façon avec le sang du culot à transfuser en utilisant à chaque fois une spatule différente pour le sérum-test anti A (cercle bleu) et le sérum-test anti-B (cercle jaune), jeter la spatule dans la boîte jaune.

• Prendre le carton et le faire chalouper pendant 30 secondes pour rechercher l'apparition d'une éventuelle agglutination.

• Poser le carton sur la table et lire la carte. S'il n'y a pas d'agglutination, relire la carte 3 minutes après pour être sûr qu'une réaction tardive n'apparaisse pas (pour un même réactif toute réaction positive au niveau du culot à transfuser et négative au niveau du patient interdit la transfusion).

NB : au moindre doute, ne pas transfuser le patient, prévenir le médecin du service et le médecin du centre de transfusion sanguine.

• Inscrire en bas du carton le résultat du CUP la date, l'heure, le nom de la personne qui l'a fait.

• Apposer le film protecteur sur le carton lorsque celui-ci est bien sec. Il sera détruit après le temps réglementaire de conservation de la poche transfusée. Souvent la poche et le carton de CUP sont gardés 6 heures après la transfusion dans une poche plastique placée dans le réfrigérateur.

• Prendre la pression artérielle, le pouls et la température du patient. Contrôler son état de conscience et la couleur de ses urines. Ces valeurs serviront de référence (les accidents surviennent souvent avec les 10 premiers millilitres de sang).

• Purger la tubulure en prenant soin d'emplir le filtre aux deux tiers. Brancher la transfusion. Régler le débit en fonction de la PA, sur 1 à 2 heures (1 mL = 15 gouttes). Rester près du patient pendant 10 minutes.

• À la fin du premier culot, renouveler la même procédure pour le second culot s'il y a lieu.

Pour les transfusions massives, il existe des « cartons trois poches ».

En cas de réaction transfusionnelle immédiate

En cas de réaction transfusionnelle immédiate, arrêter la transfusion et garder la voie veineuse en perfusant du sérum physiologique à 0,9 %, vérifier l'absence d'erreur de compatibilité donneur-receveur et prévenir immédiatement le médecin en charge du malade. Surveiller pouls, pression artérielle, température, diurèse. Réaliser une hémoculture sur le sang du patient et sur la poche du produit transfusé, en cas de suspicion de choc septique. Traiter selon les symptômes et la prescription médicale (corticoïdes, antihistaminiques).

Prévenir rapidement le centre de transfusion sanguine et lui adresser :

• des prélèvements sanguins du malade (10 mL sur tube sans anticoagulant, 5 mL sur anticoagulant) ;

• la poche et sa tubulure ;

• une feuille d'information précisant les quantités transfusées, les date et heure du début de la transfusion, le délai d'apparition des signes cliniques et la symptomatologie précise.

Consigner les observations dans le dossier transfusionnel et informer le correspondant d'hémovigilance de l'établissement.

Chez un patient anesthésié transfusé

Chez un patient anesthésié transfusé, craindre un accident transfusionnel devant :

• une fièvre ;

• une hypotension ;

• une hémoglobinurie ;

• un syndrome hémorragique, signant une coagulation intravasculaire disséminée ou CIVD (saignement en nappe sur le site opératoire, saignement au point de piqûre) ;

• une instabilité vasomotrice (tachycardie puis bradycardie) ;

• une oligurie ou une anurie.

Après la transfusion

• rincer le KTC ou retirer la voie d'abord périphérique si elle n'est plus utilisée ;

• noter dans le dossier de soins le numéro du produit et ses caractéristiques, les constantes du patient et les données cliniques éventuelles ;

• remplir et transmettre le document de traçabilité et mettre à jour le dossier transfusionnel ;

• évaluer l'efficacité de la transfusion les jours suivants.

Le lendemain, faire un hémogramme sur prescription médicale ou une micro-hématocrite, si le patient reste hospitalisé. Recueillir des signes de la résolution de l'anémie (recoloration du visage, diminution de l'essoufflement, etc.).

Lors d'une transfusion de plaquettes

Le patient reçoit une transfusion de plaquettes à visée curative (saignement) ou préventive (avant un geste invasif).
Les étapes spécifiques sont les suivantes :
• envoyer la commande du patient rédigée par le médecin, en précisant le poids du patient, la numération plaquettaire datée et les éventuels signes hémorragiques présentés ;
• retirer des plaquettes au centre de transfusion de l'hôpital juste avant de les transfuser, car les plaquettes doivent être agitées en permanence ;
• vérifier la concordance des qualifications du produit (CMV négatif, irradié, phénotypé HLA ...) avec les données de la prescription et de la carte de groupe sanguin ;
• effectuer le contrôle « administratif » avec confrontation de l'identité du patient, des documents (importance de la Fiche de Distribution Nominative) et de l'étiquetage du produit sanguin ;
• la présence de la mention « transfusion isogroupe » limite obligatoirement la transfusion du produit plaquettaire aux seuls receveurs de groupe O ;
• adapter une tubulure à filtre et remplir le filtre aux deux tiers ;
• mettre en débit libre : en moyenne 10 mL/min chez l'adulte = 6 unités en 30-40 minutes ;
• remplir et transmettre le document de traçabilité et mettre à jour le dossier transfusionnel ;
• effectuer le lendemain ou après la transfusion une numération plaquettes pour apprécier si le taux de plaquettes circulant est augmenté ;
• apprécier simultanément la diminution des signes hémorragiques.
Chez un receveur RH1 (Rh D)négatif de sexe féminin en âge de procréer, et sans immuno-suppression profonde, en cas de transfusion de plaquettes RH1 (Rh D) positif, la prévention de l'immunisation anti-D est recommandée.

Lors d'une transfusion de granulocytes

Réaliser sur prescription médicale une radiographie pulmonaire (éliminer une localisation infectieuse pouvant entraîner un tableau d'insuffisance respiratoire au cours de la transfusion).
Envoyer la commande rédigée par le médecin, en précisant les signes présentés par le patient.
Conserver le produit à température ambiante.
Vérifier l'aspect de la poche : la couleur brune est liée à la présence de globules rouges.
Effectuer le contrôle « administratif ».
Vérifier que la mention « irradié » soit bien présente sur l'étiquette.
Mettre un débit lent sur 3 à 4 heures.
Remplir et transmettre le document de traçabilité et mettre à jour le dossier transfusionnel.
Dépister les réactions allergiques (frissons, hyperthermie, etc.).

Lors d'une transfusion de PFC

• En règle générale le produit est fourni décongelé au service clinique par le site distributeur. En cas de décongélation dans un service clinique, obligation d'une procédure écrite validée par le site transfusionnel et le Comité de Sécurité Transfusionnelle et d'Hémovigilance de l'Etablissement de Santé. Les PFC doivent être transfusés dans les 6 heures suivant la décongélation.
• Effectuer le contrôle « administratif » des documents et de l'étiquetage du produit sanguin.
• Remplir et transmettre le document de traçabilité et mettre à jour le dossier transfusionnel.

Lors d'une transfusion d'immunoglobulines polyvalentes intraveineuses

Commander les produits à la pharmacie de l'hôpital et les conserver au réfrigérateur.
Reconstituer le produit à partir du flacon de poudre lyophilisée et du solvant.
La vitesse de perfusion dépend du produit et est indiquée par chaque fabricant.
Interrompre les traitements en cours et faire en sorte de les administrer à distance des immunoglobulines.
Prévoir la pose de l'alimentation parentérale à un autre moment de la journée.
A posteriori, effectuer, sur prescription médicale, un dosage des gamma-globulines.

4 Soins infirmiers et chimiothérapie

Vous devez savoir faire...

ACTES INFIRMIERS

- Expliquer au patient les grands principes de son traitement, sa durée et les effets secondaires.
- Prévenir le patient d'une altération réversible de son bien-être, de ses forces, de sa nutrition, de ses muqueuses, de son transit intestinal et de son image corporelle.
- Aider la personne à accepter son traitement par chimiothérapie et obtenir sa participation aux soins.
- Permettre au malade et à sa famille de poser des questions et y répondre.
- Vérifier la conformité de la prescription d'une chimiothérapie.
- Planifier le traitement pour la durée de la cure du patient.
- Effectuer des calculs de doses, de débits et les faire contrôler de façon systématique.
- Utiliser les différentes pompes, pousse-seringues, diffuseurs, etc.
- Préparer une perfusion de cytotoxique sous hotte à flux laminaire.
- Appliquer les recommandations pour une bonne pratique de la manipulation des médicaments anticancéreux.
- Poser et retirer une perfusion dans une chambre implantable (*voir chapitre 16*).
- Reconnaître l'extravasation et agir efficacement.
- Mettre en œuvre des mesures de protection du malade en aplasie (*voir chapitre 11*).
- Prévenir, dépister les complications pouvant survenir lors d'un traitement par chimiothérapie anticancéreuse et signaler immédiatement au médecin toute complication.
- Mener une action éducative auprès du patient, de sa famille, de son entourage proche, ainsi que des stagiaires soignants en ce qui concerne les antimitotiques et la manipulation des excreta et/ou des vomissures.
- Consigner par écrit sur le dossier de soins toute information concernant le déroulement du traitement et les réactions du malade pendant le soin.

DIAGNOSTICS INFIRMIERS PRÉVALENTS

- Incapacité de s'alimenter liée aux nausées/vomissements.
- Douleur liée aux mucites.
- Altération de l'image corporelle liée à l'alopécie.
- Perturbation des habitudes de sommeil liée à l'hyperhydratation.

...donc vous devez savoir :

CONNAISSANCES REQUISES

- Énoncer la classification des médicaments employés dans le traitement des cancers et expliquer leur mécanisme d'action au niveau de la cellule.
- Citer le nom des quatre grandes familles de médicaments anticancéreux.
- Citer au moins un produit antimitotique dans chacune des familles.
- Citer les familles de médicaments associés au traitement de cytotoxiques.
- Énumérer les éléments qui doivent apparaître clairement sur toute prescription médicale selon les textes du Code de déontologie médicale (art. 37) et du Code de la santé publique.
- Énumérer les recommandations relatives à la préparation des antimitotiques et aux conditions de manipulation des médicaments anticancéreux en milieu hospitalier.
- Énumérer les effets secondaires des cytostatiques et préciser en regard la conduite à tenir.
- Définir le terme d'extravasation.

Prendre en charge un patient sous chimiothérapie

La chimiothérapie

But et principes

La chimiothérapie a pour but d'exercer une toxicité directe sur les cellules tumorales. Les cibles privilégiées sont les cellules en activité (synthèse, division cellulaire), tandis que les cellules au repos sont plutôt épargnées. Les cellules normales sont aussi les cibles des substances employées et sont ainsi à l'origine des nombreux effets indésirables rencontrés.

Certaines substances sont cyclo-dépendantes, agissant sur l'ensemble des phases de la division cellulaire, d'autres sont phase-dépendantes avec une action limitée sur une phase précise.

D'une façon générale, un premier (ou une première série de) traitement vise à obtenir une rémission de la maladie. Il vient ensuite un traitement d'entretien destiné à retarder ou à prévenir le risque de rechute. Le choix des drogues utilisées est fonction de l'hémopathie donnée, du terrain physiologique, de la tolérance des effets secondaires.

Les principales familles de chimiothérapies cytotoxiques couramment utilisées en hématologie sont présentées dans les fiches pharmacologiques.

Choix, modalités d'administration, surveillance

Le choix des substances dépend principalement de la nature de l'hémopathie en cause :

- caractère aigu ou chronique ;
- malignité faible ou élevée.

Mais aussi :

- de l'état clinique du patient (âge, tares associées, etc.) ;
- des habitudes et des protocoles en vigueur dans les différents services d'hématologie.

De la simple monochimiothérapie ambulatoire à peine cytopéniante jusqu'aux cures de polychimiothérapie durablement aplasiantes prodiguées en soins intensifs, toutes requièrent une surveillance vigilante en raison de leur toxicité.

Les précautions d'emploi lors de l'usage de substances cytotoxiques dans le cadre d'une polychimiothérapie aplasiante (leucémie aiguë, lymphome de haut grade de malignité, etc.) sont les suivantes :

- posologies adaptées à la surface corporelle (fonction du poids et de la taille) ;
- prévention des effets délétères du syndrome de lyse tumorale (hyperkaliémie, hyperphosphorémie, hyperuricémie, insuffisance rénale, etc.) :
  - hyperhydratation par voie veineuse (via un cathéter central) ;
  - alcalinisation (soluté de bicarbonate de sodium à 14 ‰) ;
  - surveillance des constantes hémodynamiques, du poids et de la diurèse (facilitée par diurétiques au besoin) ;
  - traitement hypo-uricémiant (Zyloric®, Rasburtec®) ;
- surveillance et prévention si possible d'effets propres à une substance particulière (par exemple : Endoxan® et cystite hématurique prévenue par l'administration conjointe de protecteurs vésicaux comme l'Uromitexan® ; administration d'acide folinique à fortes doses après administration de Méthotrexate® en guise d'antidote afin de limiter la toxicité pour les muqueuses) ;
- prévention de l'intolérance digestive (nausées, vomissements) :
  - tranquillisants, corticoïdes, etc. ;
  - médicaments antiémétiques puissants (Zophren®, Kytril®, Navoban®, Emend®) ;
- information du patient sur les effets indésirables de la chimiothérapie :
  - alopécie (transitoire) ;

- infertilité transitoire ou définitive (intérêt de la congélation préalable de sperme ou d'embryons) ;
- toxicité médullaire avec les risques infectieux ou hémorragiques, les possibles besoins transfusionnels, etc. ;

• nécessité absolue de rédiger des protocoles d'administration clairs, précis, nominatifs, en toutes lettres avec le strict respect des posologies, des modalités d'administration ;

• réalisation systématique d'un bilan préthérapeutique :

- bilan métabolique : ionogramme sanguin et urinaire, bilan phosphocalcique, glycémie, bilan hépatique, etc. ;
- fonction rénale : urée et créatinine plasmatiques ;
- fonction cardiaque : ECG et échographie ;
- groupe sanguin et RAI ;

• surveillance durant et au décours de la cure des constantes cliniques, avec des bilans métaboliques réguliers et bien évidemment des numérations sanguines ;

• doses adaptées au métabolisme, notamment en cas d'insuffisance rénale ou hépatique.

Les toxicités

Toxicité hématologique

Au premier plan se trouve le risque de cytopénie profonde et prolongée (neutropénie thrombopénie, anémie) avec de possibles complications infectieuses et/ou hémorragiques.

La grande majorité des substances employées, au premier rang desquelles on rencontre les anthracyclines, les alkylants et les hydroxyurées et, à un moindre degré, Vincristine®, le Natulan® et le Méthotrexate®, présente une toxicité hématologique.

Une numération est obligatoire avant de débuter toute chimiothérapie ; une surveillance régulière doit être programmée pour évaluer les besoins transfusionnels éventuels (concentrés plaquettaires et globulaires), les risques infectieux et autoriser le début de la cure suivante.

En règle générale, face à une chimiothérapie séquentielle, le nombre de plaquettes doit être supérieur à 100 000/mm^3 (soit 100×10^9/L) et le nombre des polynucléaires neutrophiles supérieur à 1 000/mm^3 (soit 1×10^9/L). Le taux d'hémoglobine n'est pas un réel frein dans la mesure où une transfusion peut aider à passer un cap difficile.

L'emploi de facteur de croissance hématopoïétique, comme le G-CSF, au décours de la chimiothérapie permet de réduire la durée de la neutropénie (mais est sans effet sur les plaquettes et sur les globules rouges), diminuant le risque infectieux et permettant de débuter la cure suivante sans retard. Ces molécules sont physiologiquement produites par l'organisme pour assurer une croissance médullaire convenable. Issues du génie génétique, ces molécules recombinantes administrées quotidiennement par voie sous-cutanée ou intraveineuse se comportent comme un « supercarburant » à l'égard des progéniteurs médullaires. Ces facteurs de croissance (Neupogen®, Granocyte®) sont encore d'un prix élevé et possèdent quelques effets secondaires indésirables (fièvre, douleurs osseuses, etc.).

Dans certaines situations de chimiothérapies à risque d'anémie importante, un traitement préventif par administration régulière d'érythropoïétine (EPO : Aranesp®, Néorecormon®, Eprex®) peut être prescrit. Ces traitements coûteux sont prescrits avec discernement.

Toxicité digestive

Anorexie, nausées, vomissements, mucites et diarrhées sont fréquemment rencontrés. Ils sont d'intensité variable en fonction des protocoles et des patients.

Certaines drogues comme le Cisplatyl®, le Natulan®, l'Adriblastine® ou la Novantrone® sont particulièrement émétisantes. La prévention qui a fait de grands progrès doit être rigoureuse. On signalera également la grande fréquence des diarrhées sous le Fluoro-5 Uracile® et le risque de constipation, voire d'occlusion, avec la vincristine. Dans tous les cas, il y a lieu de respecter strictement les posologies.

Toxicité hépatique

On peut observer une cytolyse hépatique par toxicité directe, principalement avec le Méthotrexate®, la Bélustine®, l'Aracytine® à fortes doses.
Tout comme la numération, il est nécessaire de surveiller tout particulièrement l'apparition d'un ictère et d'effectuer un bilan hépatique (transaminases : SGPT, SGOT, phosphatases alcalines, gamma-GT, bilirubine) avant et au décours des cures.

Toxicité muqueuse

La toxicité muqueuse est souvent au premier plan. La chimiothérapie s'attaque principalement aux tissus au renouvellement rapide (nombreuses mitoses), comme la muqueuse digestive, entraînant mucites et diarrhées, favorisant ainsi le développement de mycoses.
Les principaux agents incriminés en hématologie sont le Méthotrexate®, le VP16, les anthracyclines.
Une remise en état bucco-dentaire s'impose avant la chimiothérapie.
La surveillance buccale est impérative : brûlures, rougeurs, ulcérations, plaques blanches sont à prévenir par des bains de bouches pluriquotidiens avec de l'Hextril®, du bicarbonate, de la Fungyzone®.
Un traitement par le KGF (*Keratinocyte Growth Factor*) peut aider à la cicatrisation des muqueuses lors des traitements particulièrement intensifs.
La surveillance de l'état nutritionnel au cours de la chimiothérapie s'impose avec des conseils diététiques, une renutrition et un contrôle du transit. On signale également une toxicité cornéenne liée à l'emploi d'Aracytine® à fortes doses dont la prévention repose sur des collyres anti-inflammatoires.

Toxicité pulmonaire

Le Misulban® et la Bléomycine® peuvent entraîner, en doses cumulatives, une fibrose pulmonaire aux conséquences graves, surtout en présence d'une radiothérapie associée. Il faut veiller au respect du plafond des doses cumulées de ces substances au-delà duquel le risque devient significatif. Le prescripteur doit ainsi additionner les posologies du produit au fur et à mesure des administrations successives. Quand le plafond théorique est atteint (selon l'âge et la surface corporelle), la substance concernée ne doit plus être employée.
La surveillance pulmonaire est réalisée par des radiographies thoraciques, voire des épreuves fonctionnelles respiratoires.

Toxicité cardiaque

Les anthracyclines présentent une toxicité cardiaque. Les doses cumulées (lors des cures antérieures) doivent être soigneusement enregistrées et calculées afin de ne pas dépasser la valeur seuil au-delà de laquelle le risque d'insuffisance cardiaque définitive apparaît. L'Endoxan® et le Méthotrexate® à fortes doses présentent également une toxicité cardiaque.
Des bilans par ECG, échographie cardiaque avant et au décours des chimiothérapies sont indispensables.
Des médicaments « cardioprotecteurs » administrés conjointement à ces chimiothérapies peuvent être administrés (cardioxane®).

Toxicité rénale

Ce sont principalement le Cisplatyl® et le Méthotrexate® qui présentent une toxi-

cité rénale. D'une façon générale, toutes les posologies des différentes substances employées doivent être adaptées à la fonction rénale : créatinine plasmatique ou clairance de la créatinine (plus précise) sont à surveiller.
Une hydratation correcte, voire une hyperhydratation, est un préambule indispensable à toute chimiothérapie néphrotoxique, d'autant que la lyse des cellules tumorales est un élément aggravant.
Il convient de surveiller la diurèse, la fonction rénale (urée, créatinine), l'apparition d'une protéinurie et le pH urinaire.

Toxicité vésicale

À fortes doses, l'Endoxan® et l'Holoxan® risquent de provoquer une cystite hématurique. La prévention est fondée sur une hyperhydratation intraveineuse avec une hyperdiurèse facilitée par des diurétiques, une alcalinisation des urines (perfusion de solutés de bicarbonates, consommation d'eau de Vichy), la perfusion concomitante de protecteurs vésicaux (Uromitexan®), sur la surveillance de la couleur des urines et sur la recherche d'une hématurie microscopique.

Toxicité sexuelle

Elle se manifeste par :
- une aménorrhée ou une azoospermie, transitoire ou définitive ;
- une diminution de la libido ;
- une sécheresse vaginale
- un effet tératogène rendant délicat ou interdisant l'emploi de certaines substances chez une femme enceinte.

On proposera une congélation de sperme au patient devant recevoir des drogues susceptibles d'entraîner une stérilité. La congélation d'embryons est possible mais réclame de longs délais (plusieurs semaines) souvent incompatibles avec les impératifs thérapeutiques. La congélation d'ovule non fécondé est en cours d'évaluation.

Toxicité neurologique

Elle se manifeste par :
- une atteinte des nerfs périphériques (polynévrites), en particulier lors de l'administration de vincristine. Elle suscite fréquemment des paresthésies durables des extrémités, voire des paralysies motrices ou digestives (constipation, occlusion) ;
- une atteinte auditive (Cisplatyl®) ;
- une atteinte neurologique centrale avec le Méthotrexate® employé à fortes doses ;
- un syndrome cérébelleux avec de l'Aracytine® à très fortes doses.

Ces manifestations imposent un arrêt des traitements ou leur substitution par d'autres drogues.

Cas particulier

Injection de chimiothérapie intra-thécale (intra-méningée) : elle permet de traiter les cellules malignes infiltrant le système nerveux central, car beaucoup de drogues ne parviennent pas à franchir la barrière hémato-encéphalique. Toutefois, il existe un risque de toxicité, avec paraplégie.

Toxicité cutanée

Elle se manifeste par :
- une mélanodermie avec le Misulban® et une photosensibilisation (exposition au soleil à éviter) ;
- une alopécie réversible (anthracycline, alkylants, etc.). La prévention par l'usage d'un casque réfrigérant est controversée car on réalise ainsi des sanctuaires où la présence possible de cellules malignes ne serait pas affectée par les substances cytotoxiques ;
- une éruption palmo-plantaire (ou diffuse), d'un simple érythème jusqu'à la grande desquamation vésiculaire liée à l'Aracytine® à fortes doses ;
- une nécrose tissulaire locale en cas d'extravasation accidentelle lors de la perfusion : on est alors en présence d'un accident à traiter en grande urgence compte tenu de ses conséquences douloureuses, esthétiques et fonctionnelles importantes.

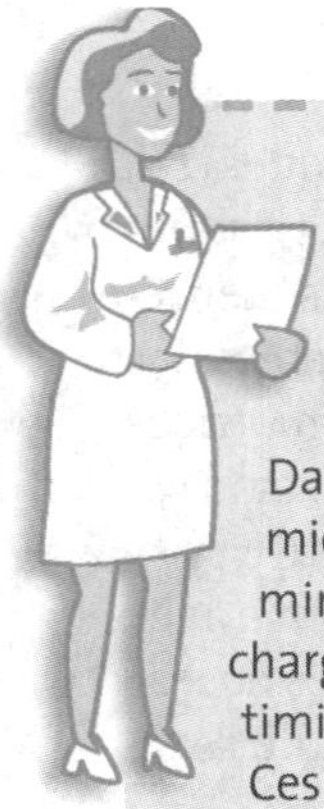

Soins infirmiers

Dans les services d'hématologie, l'infirmière est fréquemment conduite à administrer aux patients dont elle a la charge des chimiothérapies de type antimitotique.

Ces traitements, s'ils ont une forte efficacité sur les pathologies malignes, ne sont pas dénués d'effets secondaires et exposent régulièrement le manipulateur à leur toxicité.

Pour garantir la qualité de la chimiothérapie reconstituée et pour permettre de préserver la sécurité du personnel préparant plusieurs fois par jour ce type de produits, pour aider le patient à mieux vivre ses traitements, un certain nombre de principes sont à respecter.

Stockage des antimitotiques

Deux facteurs sont particulièrement déterminants : la température et la lumière. En réalité, peu de médicaments anticancéreux doivent être conservés à basse température (+ 4 °C). C'est en particulier le cas de la carmustine, de la mithramycine, de la vincristine, de la vinblastine et de la vindésine.

D'autres produits ne doivent pas subir de forts écarts thermiques. Aussi, est-il préférable de les préserver à l'abri de la chaleur. C'est le cas, notamment du cyclophosphamide (Endoxan®) et de la dacarbazine (Déticène®).

Enfin, certains produits précipitent à basse température et doivent être conservés à 20 °C. C'est le cas de l'amsacrine (Amsidine®) et des solutés à base de cis-dichlorodiamino-plastinum (CDDP), Cisplatine®.

La majorité des produits se conservent à température ambiante, c'est-à-dire à une température comprise entre 10 et 30 °C.

En ce qui concerne la lumière, la moitié des antimitotiques sont photosensibles. C'est la raison pour laquelle, il est recommandé de ne pas déconditionner les produits de leur emballage cartonné, afin d'éviter l'exposition aux rayons lumineux.

Observance de la prescription médicale

La prescription d'une chimiothérapie fait apparaître les éléments suivants :

- le nom et le prénom du patient ;
- la date de la prescription et le nom du médecin prescripteur ;
- la durée du traitement et les noms des produits à employer jour par jour ;
- leur dose (calculée en fonction de la surface corporelle du patient et de sa tolérance rénale et hépatique) et leur voie d'administration.

Avant de débuter toute cure de chimiothérapie, l'infirmière doit obtenir l'accord écrit, daté et signé du médecin. En pratique, cela se traduit par ces mots : « OK chimio » ou « feu vert chimio » suivis par la date et la signature du médecin au vue des derniers résultats d'examens hématologiques. Il est indispensable de respecter l'ordre et le temps de passage des produits. De plus, les cures de chimiothérapies sont fréquemment précédées par une hyperhydratation et une alcalinisation des urines afin d'éviter l'apparition du syndrome de lyse tumorale. Il est la conséquence d'une destruction cellulaire massive responsable d'un hyper uricémie. Ainsi, le contrôle de la diurèse et du pH urinaire est indispensable à réaliser et à prendre en compte avant, pendant et après le passage du traitement cyto-

toxique, surtout dans les cas de traitement des leucémies aiguës.
Cette prescription ne fait pas apparaître les calculs de doses (nombre de millilitres à injecter). C'est à l'infirmière que revient la responsabilité de la mise en œuvre du schéma thérapeutique.
L'observance de la prescription passe donc par la planification rigoureuse des perfusions sur toute la durée du traitement et par le calcul fiable des doses à administrer aux patients et des débits.

Voies d'administration

Elles sont précisées dans la prescription médicale. Nous allons distinguer celles qui sont les plus fréquentes.

- La voie veineuse est la plus souvent utilisée à l'hôpital. Vous la trouverez détaillée un peu plus loin dans ce chapitre.
- La voie sous-cutanée est employée pour certains cytotoxiques tel l'Aracytine®, aussi bien à l'hôpital qu'à domicile.
- La voie *per os* sous forme de comprimés ou de gélules présentés sous blister. Il faut les manipuler mains gantées et en aucun cas écraser les comprimés ou ouvrir les gélules. Si le patient peut ouvrir lui-même le médicament, soit il renverse le blister dans sa bouche, soit il le pose sur une compresse qui lui sert à tenir le comprimé pour le porter à sa bouche. Puis il avale le médicament avec un grand verre d'eau.
- La voie intrathécale consistant en l'injection de chimiothérapie et de corticoïdes dans le liquide céphalorachidien afin de prévenir les récidives neurologiques, notamment dans le cas de leucémies.

Reconstitution des antimitotiques

Deux étapes sont à considérer : la reconstitution et la dilution dans le soluté vecteur.
La reconstitution est un acte simple consistant à ajouter au principe actif lyophilisé l'ampoule de solvant présenté avec le flacon d'antimitotique. La nature de ce solvant a fait l'objet d'études précises. Il s'agit en général de sérum physiologique, de soluté glucosé à 5 %, d'eau pour préparation injectable ou encore d'acide lactique. Son volume est adapté à une reconstitution facile et c'est cette ampoule de solvant et elle seule qui doit être systématiquement utilisée.
Le choix du soluté vecteur a également toute son importance. Il est utilisé conformément aux instructions des fabricants du sérum physiologique ou du glucosé afin de ne pas engendrer des dénaturations rapides ou des précipitations du principe actif.
Le volume du soluté vecteur est fonction des protocoles de services. La tendance actuelle est d'utiliser des volume importants, afin de limiter la toxicité des produits. Cependant, certaines chimiothérapies sont administrées dans des volumes restreints, mais toujours simultanément à des hyperhydratations.
Quant au choix du contenant, il est à signaler que les produits peuvent être préparés dans des seringues en plastique et être administrés également à partir de poches en polychlorure de vinyle (PVC). Cependant, la Caryolysine® et la carmustine ne doivent pas être conditionnées dans des matières plastiques.
Il est indispensable de lire les notices qui accompagnent les produits utilisés et d'appliquer les recommandations qui y sont faites. Se référer au guide des bonnes pratiques rédigé par le responsable de la pharmacie. Le plus souvent, chaque service est en charge d'un interne ou d'un préparateur en pharmacie, ce qui facilite les échanges et le personnel infirmier sait qu'il peut les joindre pour une question, un conseil, une remarque...

Mode d'administration des antimitotiques

La vitesse de perfusion est fonction des protocoles médicaux. Certaines chimiothérapies s'administrent en intraveineuse

directe ou intratubulaire, d'autres sur plusieurs heures, un grand nombre en perfusion continue. Il convient de vérifier précisément et à deux reprises les calculs de débits, d'utiliser de façon préférentielle des régulateurs de débits, des pousse-seringues électriques, ou des Dial-a-Flo® pour une plus grande précision et une sécurité accrue.
Comme il a été dit précédemment, certains produits sont sensibles à la lumière et doivent être conditionnés dans des flacons et seringues opaques. Le papier d'aluminium, d'une utilisation simple, peut protéger des rayons lumineux. Enfin, des tubulures et des raccords opaques sont aussi disponibles.

Sécurité du personnel

Les mauvaises conditions dans lesquelles sont effectuées les reconstitutions d'antimitotiques (absence de hotte à flux laminaire, non-respect des procédures de reconstitution, etc.) exposent les infirmières aux risques inhérents à ces préparations.
Ils varient en fonction du niveau d'exposition aux agents antimitotiques. Ce niveau est calculé à partir du nombre de préparations régulièrement effectuées par l'infirmière et du temps consacré à la préparation de ce type de médicaments.
On distingue deux types de toxicité :
- la toxicité *immédiate* de type irritation au niveau de la peau, des muqueuses ou des yeux, consécutive à des manipulations inadéquates ;
- la toxicité *chronique* qui provoque des réactions allergiques et qui a des effets mutagènes et tératogènes. Elle est la conséquence d'une résorption qui se fait par plusieurs voies :
  – voie respiratoire (inhalation de particules) ;
  – voie orale ;
  – voie parentérale ou transcutanée (injection accidentelle de particules).

Préparation des antimitotiques

Selon les hôpitaux, elle est réalisée soit en centrale de reconstitution de cytotoxiques, soit sous hotte à flux laminaire.

Centrale de reconstitution

Celle-ci est sous la responsabilité du pharmacien chef de l'établissement. Les préparations sont réalisées par des préparateurs en pharmacie ou des internes en pharmacie qui travaillent dans des locaux et avec du matériel uniquement destiné à ces produits.

Hotte à flux laminaire

En l'absence de centrale de reconstitution au sein de l'établissement, il est conseillé de travailler sous une hotte à flux laminaire *(Fig. 7)* qui permet de préparer de façon aseptique les perfusions et de se protéger de toute exposition. Il est interdit de boire, de fumer de mâcher un chewing-gum et de manger dans le local de préparation (risque d'ingestion de particules).

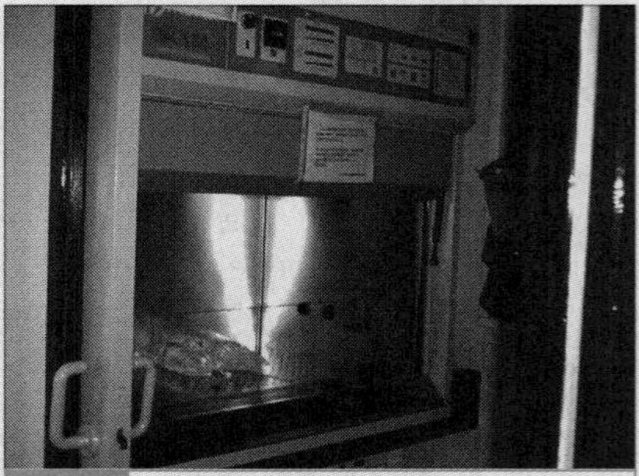

FIG. 7 PHOTO D'UNE HOTTE À FLUX LAMINAIRE.
(PHOTO : MYRIAM MAROLLA)

La hotte à flux laminaire est une armoire filtrante qui contrôle le nombre de particules en suspension grâce à un filtre à haute efficience. L'air est renouvelé dans la hotte sans turbulence et la vitre placée

à l'avant de la hotte empêche l'air de sortir et protège des éclaboussures.
Le travail sous hotte nécessite néanmoins un habillage préalable. L'infirmière revêt une blouse à manches longues, un masque et des gants à usage unique. Ceux-ci sont de préférence en polychlorure de vinyle (le latex laisse traverser certaines molécules antitumorales). Cette tenue vestimentaire correspond aux recommandations de la circulaire de mars 1987, relative à la manipulation des médicaments anticancéreux en milieu hospitalier. Il est à noter que le port de gants n'exempte pas le lavage des mains avant et après chaque soin.
Pour limiter les risques de pulvérisations et d'éclaboussures, il est recommandé :
• de prévoir tout le matériel nécessaire à la préparation des perfusions avant de débuter le soin (tubulures, compresses stériles, seringues à embouts verrouillables, aiguilles à gardes verrouillables de gros calibre, filtres hydrophobes, flacons de cytostatiques, collecteur d'aiguilles usagées, poubelles jaunes rigides pour l'élimination des déchets contaminants, etc.) ;
• d'utiliser des prises d'air munies de filtres hydrophobes lors de l'aspiration des produits dans les flacons ;
• de vérifier l'absence de liquide en dehors du corps des ampoules, d'entourer le col des ampoules de compresses stériles imbibées d'antiseptiques pour contenir l'émission d'aérosols et de se protéger les doigts contre toute coupure accidentelle ;
• de jeter les aiguilles dans des collecteurs prévus à cet effet et de ne jamais les recapuchonner, afin d'éviter toute auto-inoculation ;
• de nettoyer les surfaces externes des flacons et seringues, en cas de contamination ;
• de maintenir le plan de travail propre après chaque préparation ;
• d'étiqueter très précisément les seringues et les flacons dès la fin de la préparation de la chimiothérapie, en y faisant figurer le nom du patient ainsi que le dosage du produit, la date et l'heure de la préparation.

Lorsque aucune hotte n'est disponible ou à domicile

Soit le personnel apporte le produit à passer tel un médicament préalablement préparé en centrale de reconstitution et le pose au patient. Soit il le prépare sur place, en se dégageant une surface de travail, dépourvue de courant d'air et hors d'un lieu de passage. Il respecte au maximum les règles de protection et de précaution décrites dans le paragraphe préparation sous « hotte à flux laminaire ». Il place un champ de soin avec une surface absorbante et une surface imperméable sur le plan de travail préalablement nettoyé. Il ajoute à la tenue de préparation une paire de lunettes de protection et un masque (Il existe des masques surmontés d'une visière de protection oculaire).
Pour expulser les bulles d'air des seringues, l'infirmière peut placer une compresse stérile pliée en deux à l'extrémité de l'aiguille.
Mieux encore, elle peut directement prélever la dose utile dans le flacon muni du filtre hydrophobe sans risque de contact avec le cytotoxique.

Conduite à tenir en cas d'accident

En cas de contact accidentel du produit sur la peau, il faut immédiatement laver la partie touchée à l'eau et au savon.
En cas de projection dans les yeux, il convient de réaliser une irrigation au sérum physiologique pendant 10 minutes au moins, paupières ouvertes.
Dans les deux cas, faire une déclaration d'accident sur le cahier d'infirmerie du service.
• Sur la peau, entourer l'endroit piqué afin de pouvoir juger de l'extension des

rougeurs ou autres manifestations locales qui pourraient apparaître. S'il y a eu injection de cytotoxique lors de la piqûre, traiter comme une extravasation (cf. infra). Aller consulter aux urgences ou chez un dermatologue.

• Dans l'œil, instiller du collyre de Dacryosérum®. Aller aux urgences ophtalmologiques.

En cas de bris de flacon isoler le lieu de l'incident. Mettre la tenue vestimentaire recommandée ainsi qu'une seconde paire de gants. Il convient de limiter l'expansion du produit contaminant au moyen d'un papier absorbant (en mouillant le papier, s'il s'agit de poudre). Il faut ensuite mettre les bris de verre dans un fût jaune rigide destiné à être incinéré à haute température. Le nettoyage du plan souillé s'effectue à l'eau savonneuse, puis avec un décontaminant de surface.

Pose et retrait des perfusions antimitotiques

Avant de poser la chimiothérapie antinéoplasique, il est indispensable de vérifier la prescription médicale, une seconde fois.

La chimiothérapie se pose sur un accès veineux de bonne qualité. En règle générale, les patients sont porteurs d'un cathéter veineux central ou d'une chambre implantable. Si ce n'est pas le cas, l'infirmière pose une voie périphérique et **vérifie impérativement le reflux sanguin** avant chaque administration de produits.

Il est conseillé aux infirmières de poser les perfusions avec des gants et de pousser les produits en plaçant des compresses imbibées d'antiseptiques sur les raccords. Dans de nombreux cas, les infirmières préparent les perfusions d'antimitotiques de la façon suivante : elles purgent d'abord la tubulure avant d'introduire dans le flacon le produit anticancéreux. Cette technique de soin permet de prévenir le risque d'exposition lors de la pose de la perfusion.

Pour le retrait de la perfusion, il est toujours préconisé de porter des gants et de placer une compresse au bout de la tubulue que l'on retire afin de ne pas recevoir de projection cytotoxique qui reste au niveau du raccord vissable. Les voies de perfusion ainsi que les flacons vides de perfusions sont jetés dans des poubelles réservées aux produits contaminants.

Élimination des antimitotiques et du matériel

La tenue de protection est ensuite retirée et placée dans le collecteur jaune prévu à cet effet ainsi que les gants en prenant garde de ne pas contaminer les bords extérieurs du conteneur.

Il est indispensable de placer tout le matériel souillé (tubulures, perfusions, gants, flacons de traitements anticancéreux, masques, surblouses, gants...), immédiatement après utilisation dans les boites, conteneurs, fûts de couleur jaunes prévus à cet effet et datés. La couleur signale la nature des déchets qu'ils contiennent. Les anticancéreux sont classés parmi les Déchets d'activités de soins à risques infectieux = DASRI et sont acheminés vers des incinérateurs à haute température. Dès qu'ils sont remplis aux deux tiers, ils sont définitivement fermés par des couvercles. Ils sont alors évacués par le personnel chargé de l'élimination des déchets qui assure leur transport en prenant toutes les mesures adaptées.

Élimination des excreta, des vomissures et des substances organiques du patient

Les urines, les selles et la salive, les liquides d'aspiration et de ponction, peuvent contenir des quantités importantes d'agents antimitotiques, plus de 48 heures après leur administration.

Il est donc recommandé de porter des gants, une blouse à manches longues, ainsi qu'un masque lors de soins pouvant comporter en particulier la manipulation d'excreta ou de vomissures (diurèse, réalisation d'un ionogramme urinaire, ECBU, coproculture, aide à l'élimination urinaire et intestinale, entretien des bocaux à urines).

Il est recommandé d'utiliser les « haricots » ou réniformes à usage unique.

Conduite à tenir devant une extravasation

L'extravasation est l'expansion d'un produit antimitotique en dehors de son trajet veineux strict. En cas de douleur lors de l'administration de la chimiothérapie, il convient d'arrêter immédiatement la perfusion et d'aspirer le maximum de produit par le cathlon laissé en place, après avoir revêtu la tenue adéquate. L'infirmière peut être amenée à injecter, par voie sous-cutanée, l'antidote du produit incriminé. Ces antidotes doivent toujours être disponibles lors de l'administration d'antimitotiques. Il est préférable de les stocker à proximité, dans le poste de soins.

Ces produits sont les suivants :

- bicarbonate de sodium à 8,4 % ;
- acide ascorbique à 0,5 g ;
- dexaméthasone ou Soludécadron® ;
- calcitétracémate disodique ou EDTA.

Évaluation de la tolérance du traitement

Elle se fait par le recueil :

- des données biologiques (NFS, ionogramme sanguin...) ;
- des données cliniques (vomissements, diarrhées, mucites...) ;
- des données psychologiques (agressivité, repli sur soi...).

Dans le cas d'intolérance digestive, les traitements antiémétiques tels que l'ondansétron (Zophren®), le granisétron (Kytril®), ou le tropisétron (Navoban®) témoignent d'une grande efficacité et d'une bonne tolérance en général. Les antiémétiques font l'objet d'une fiche pharmacologique.

Dans le cas de mucites ou d'infection fongique profonde retrouvées surtout chez les personnes immunodéprimées, il faut traiter par des médicaments antifongiques.

Pour réduire la neutropénie induite par la chimiothérapie anticancéreuse, et sur prescription médicale, le patient reçoit des facteurs de croissance hématopoïétique qui sont spécifiques des globules blancs. La neutropénie expose toujours les patients à des risques infectieux bactériens qui peuvent compromettrent la vie du patient. Malgré quelques effets secondaires indésirables, le G-CSF (*Granulocyte colony Stimulating Factor*) permet de les réduire considérablement.

La tolérance psychologique du traitement est souvent conditionnée par l'information donnée à la personne soignée. Conformément à la loi du 4 mars 2002 relative aux droits des malades, le patient doit aussi pouvoir exprimer à l'infirmière ses craintes et ses appréhensions.

Lorsque des consultations infirmières existent, les patients et leurs familles apprécient de pouvoir aller poser toute sorte de questions concernant le traitement, les modifications corporelles qu'ils induisent, l'efficacité du traitement, leurs doutes quant à l'avenir... l'infirmière des consultations est souvent le premier contact que les patients ont eu avec l'hôpital. Qu'elle le veuille ou pas, pour les patients, c'est toujours la première infirmière qui s'est occupée d'eux qui sera leur infirmière de référence.

Transcription des actes dans le dossier de soins

L'infirmière transmet dans le dossier le compte rendu de ses actes, l'évaluation de ses interventions auprès du patient et la survenue d'effets indésirables.

Avant la sortie du patient

L'éducation du malade porte sur les médicaments prescrits, les risques liés au traitement et les précautions à prendre pour les éviter.
Le patient a donc reçu son traitement de chimiothérapie anticancéreuse. Le prévenir, ainsi que sa famille, que les défenses immunitaires de son organisme seront au plus bas (= Nadir) d'ici 8 à 12 jours après la fin de la chimiothérapie et qu'il sera chez lui. Il ressentira une grande fatigue, plus ou moins importante en fonction de son taux d'hémoglobine et de la profondeur de l'aplasie (fonction du nombre de PNN). Pour combattre les nausées, le médecin lui a fait une prescription de sortie avec des antiémétiques pour les 4 à 5 jours qui suivent la fin de la chimiothérapie. Poursuivre les soins de bouche. Faire de petits repas, mais manger ce qui lui fait plaisir, quand il en a envie et faire plusieurs collations au cours de la journée. Parfois les produits frais sont mieux acceptés. Eviter de fréquenter les lieux publics, les personnes enrhumées, les personnes qui présentent un zona... (Voir tous les effets secondaires et remèdes des chimiothérapies qui sont décrits dans l'ouvrage *Oncologie et soins infirmiers*, aux Éditions Lamarre).

NOTES

5 La relation avec la personne soignée : processus éducatif, relation d'aide et accompagnement en fin de vie

Vous devez savoir faire...

ACTES INFIRMIERS

- Évaluer les besoins exprimés ou non du patient et son niveau de connaissances.
- Établir un contrat d'apprentissage avec le patient.
- Choisir la méthode, les moyens retenus et le déroulement de l'information dans le temps.
- Mettre en œuvre le projet en expliquant, démontrant et en faisant réaliser les gestes par le patient.
- Évaluer les acquisitions du patient.
- Identifier, par une écoute active, ce que le malade ressent devant la maladie et face à des situations de crise.
- Utiliser les techniques de relation d'aide pour permettre au patient de prendre en charge les moments-clés de son hospitalisation.
- Évaluer la charge psychique du soignant et tenter de la gérer.
- Repérer le travail de deuil chez le soigné et sa famille et établir une relation d'aide avec le patient et sa famille.
- Déceler les signes de douleur physique et/ou morale.
- Appliquer les prescriptions médicales, écrites et signées, relatives au traitement symptomatique et chimiothérapique du patient en fin de vie.
- Suppléer le patient pour les soins d'hygiène et de confort et répondre à ses besoins spirituels.
- Résoudre en équipe d'éventuels problèmes éthiques liés à l'accompagnement du patient.
- Identifier les signes de mort clinique.
- Pratiquer la toilette mortuaire et effectuer les démarches administratives après le décès du patient.

...donc vous devez savoir :

CONNAISSANCES REQUISES

- Citer les principes de réalisation d'un entretien semi-directif.
- Caractériser sommairement les différents profils d'apprentissages.
- Énumérer les points essentiels à transmettre au patient en fonction du processus éducatif envisagé.
- Définir la notion de contrat passé avec le patient.
- Expliquer le principe de formulation d'un objectif.
- Énumérer les méthodes et moyens pédagogiques utilisables.
- Citer les étapes d'une évaluation.
- Définir les principes d'une communication fonctionnelle.
- Citer les signes de l'anxiété.
- Définir les concepts de relation d'aide.
- Expliquer les différents modes d'intervention à l'égard d'un patient en situation de crise.
- Citer les moments clés de l'hospitalisation.
- Définir la charge psychique du soignant en onco-hématologie et expliquer brièvement les moyens de la gérer.
- Citer les cinq étapes du deuil fonctionnel.
- Caractériser rapidement le deuil dysfonctionnel et celui par anticipation.
- Expliquer, par l'analyse des besoins perturbés, les actions à mettre en œuvre auprès d'une personne en fin de vie.
- Définir l'éthique.
- Citer les signes de mort clinique.
- Énumérer les soins à pratiquer sur le corps du patient décédé.
- Énumérer les procédures administratives à accomplir au moment et après le décès du patient.

MISE EN ŒUVRE D'UN PROCESSUS ÉDUCATIF AUPRÈS D'UN PATIENT EN HÉMATO-CANCÉROLOGIE

De nombreux patients en services d'hémato-cancérologie peuvent bénéficier, à un moment donné de leur hospitalisation, d'un processus éducatif. Les circonstances qui suscitent un besoin d'acquérir des connaissances sont multiples : nouveau traitement, régime hygiéno-diététique, nouvelles mesures d'isolement. Dans tous les cas, il convient de respecter les étapes suivantes communes au processus de soins et au processus éducatif :

- collecte des informations et analyse ;
- définition d'objectifs ;
- mise en place du projet ;
- évaluation et réajustement.

Préalables

La première étape vise à mieux connaître le patient qui va apprendre.

Des informations sont recueillies concernant le patient et sa pathologie : diagnostic médical, connaissance de ce diagnostic, vécu de la maladie, état psychologique, perception de lui-même...

D'autres informations sont également notées concernant le profil d'apprentissage du patient : niveau socioculturel, motivation à apprendre, nécessité de voir, d'entendre ou de faire pour apprendre.

Toutes ces informations sont obtenues par lecture des documents disponibles au sein du service et par la conduite d'un entretien semi-directif effectué auprès du malade. Ce dernier doit être de courte durée, préciser les objectifs poursuivis par l'infirmière, comporter quelques questions ouvertes et des temps de reformulation du contenu de l'entretien.

Enfin, il est primordial que l'infirmière fasse l'inventaire des ressources disponibles :

- ressources humaines tout d'abord en termes de personnes-clés pour le patient pouvant l'aider dans son apprentissage ;
- ressources matérielles ensuite, en termes d'outils audiovisuels, de croquis, de matériel de démonstration existant au sein de l'unité de soins.

L'analyse permet ensuite d'envisager les résultats qu'il est raisonnable d'escompter compte tenu des facteurs facilitants et des contraintes. La planification et l'organisation du projet font suite.

La formulation des objectifs est le résultat de la négociation entre l'infirmière et le patient et la formalisation du contrat établi entre eux. Les objectifs sont formulés au futur, avec un verbe actif, et comprennent une notion de temps. Ils serviront de critères d'évaluation, au terme de l'éducation.

Mise en œuvre du processus

La mise en œuvre du projet se fait sur plusieurs jours et implique plusieurs membres de l'équipe. Avant de commencer l'éducation du patient, il convient de choisir le moment le plus opportun, le lieu adapté et de s'assurer de la présence de personnes ressources.

L'infirmière tient compte de la fatigue ou faiblesse du patient consécutive par exemple à l'administration d'une chimiothérapie ou d'une radiothérapie. De même, la douleur, si elle n'est pas soulagée, peut être un frein à un apprentissage. Un inconfort lié à des nausées et/ou à des vomissements limite le niveau d'attention du sujet et sa motivation à apprendre. Enfin, des difficultés respiratoires doivent conduire l'infirmière à différer son éducation, surtout si elle envisage de faire parler son patient.

Un certain nombre de principes facilitent l'acquisition de nouveaux comportements : l'établissement par les soignants d'un climat permissif et rassurant, le respect du rythme d'apprentissage du patient, le choix dans les situations d'apprentissage, le droit à l'erreur, la possibilité de confronter ses idées, les encouragements de l'équipe soignante et l'assurance de leur grande disponibilité.

Évaluation du processus

L'évaluation consiste à mesurer l'écart entre les comportements acquis et les objectifs fixés. Elle est nécessaire et permet le réajustement. L'infirmière doit mettre l'accent sur les acquis du sujet avant de lui indiquer les progrès restant à réaliser. Enfin, il est essentiel, pour conduire à bien un processus éducatif en équipe, de noter dans le dossier de soins du patient les objectifs poursuivis et leurs dates, les moyens utilisés et leur évaluation afin que toute l'équipe soignante avance dans le même sens avec le même souci de cohérence et d'efficience.

- Recueil d'informations
- Profil d'apprentissage
- Motivation
- Évaluation
- Réajustement

Relation d'aide au patient hospitalisé en hémato-cancérologie

Les patients connaissent au cours des phases-clés de leurs hospitalisations de nombreux moments difficiles, connus des équipes soignantes et donc prévisibles : annonce du diagnostic médical, attente des résultats d'examens, décision de résection d'une tumeur, début du traitement par chimiothérapie et/ou et radiothérapie, annonce de la sortie, annonce de la rechute, etc.

À côté de ce schéma général commun à tous les patients, il existe une multitude de situations correspondant à chaque individu : crainte de voir du sang, peur de mourir étouffé, peur de se faire percer le cœur lors de la réalisation d'un myélogramme, peur de la chambre à flux laminaire, peur de souffrir.

Face à tous ces événements douloureux, l'infirmière adopte une attitude spécifique et met en œuvre un soin relevant de son rôle autonome : la relation d'aide.

Il s'agit d'un mode de relation soignant/soigné particulier, et sans doute le plus complexe parmi les trois modes de relations que sont la relation de civilité, la communication fonctionnelle et la relation d'aide.

Relation de civilité

La relation de civilité s'inscrit dans un rituel social et permet de donner des signes de reconnaissance au patient. Elle participe à la création du climat de confiance indispensable à l'établissement d'une relation de qualité entre l'infirmière et le malade.

Communication fonctionnelle

La communication fonctionnelle vise à recueillir de l'information auprès du patient : connaissance de sa pathologie, habitudes de vie, données familiales et socioprofessionnelles, vécu de la maladie et de l'hospitalisation.
Ainsi, l'infirmière écoute le message prononcé par l'émetteur, recueille, par l'observation, l'information non verbale transmise dans le même temps, pose des questions et répond de façon adaptée. Enfin, l'identification des obstacles à la communication consiste à éliminer de son mode de relation tout jugement, explication, interprétation, rationalisation, orientation, *a priori*, et à ne pas apporter systématiquement sa propre solution au problème posé par le patient.
Dans le cas du patient anxieux, elle recueille les manifestations physiques (palpitations, voix tremblante, diaphorèse, nausées, mictions fréquentes, modification du transit intestinal, etc.), émotionnelles et comportementales (larmes, agitation, insomnie, anorexie, plaintes somatiques, questionnements répétés, etc.), ainsi que cognitives (amnésies sélectives, rumination, blocage de la pensée, etc.).
De ce fait, elle est capable d'évaluer le degré d'anxiété du patient. Pour la réduire et l'annuler, elle a alors recours à une relation plus élaborée et thérapeutique, dite « d'aide ».

Relation d'aide

La relation d'aide est une interaction permissive structurée, qui permet au patient d'acquérir une compréhension de lui-même, de puiser dans ses ressources personnelles afin de progresser, d'évoluer et de solutionner ses problèmes.

Principes

La relation d'aide repose sur un certain nombre de principes.

→ *L'empathie*

C'est la capacité de percevoir les sentiments et les significations personnelles de l'autre tels qu'il les perçoit et les ressent lui-même.
L'empathie est liée à la notion de distance relationnelle, sorte d'espace affectif dans lequel évoluent patient et infirmière. Si la distance est trop importante, le patient est éloigné de l'infirmière, de ses préoccupations, de son centre d'intérêt. Il apparaît antipathique à l'infirmière, qui ne souhaite pas l'aider.
À l'inverse, dans certaines situations le patient peut ressembler à une personne que l'infirmière aime beaucoup (père, frère, mari, etc.). L'infirmière le trouve alors sympathique et de ce fait ne peut l'aider, car elle est enfermée dans une relation fusionnelle.
La bonne distance se situe entre les deux distances précédentes et correspond à l'empathie, capacité de *comprendre l'autre sans partager les mêmes sentiments*.
Cette distance est difficile à trouver et c'est parfois par tâtonnements que l'infirmière parvient à l'atteindre.

→ *L'acceptation*

C'est la considération positive et inconditionnelle de l'autre dénuée de tout jugement de valeur. Étroitement liée au respect, elle donne de l'espace au patient. Cette attitude chez le soignant permet au malade d'exprimer ses émotions au-delà des faits.

→ *L'authenticité ou congruence*

C'est la capacité pour l'infirmière de reconnaître les sentiments qu'elle éprouve face à ce qui est verbalisé et de les exprimer à bon escient au malade.

→ *L'immédiateté*

La relation d'aide se situe dans l'ici et le maintenant. Le soignant se centre sur l'autre dans une disponibilité psychologique avec une attention soutenue au vécu intérieur du patient.

Mode d'intervention

La relation d'aide est une technique de soin dans laquelle le soignant est son propre instrument. Elle s'appuie sur l'utilisation de plusieurs modes d'intervention qui seront mobilisés au moment le plus opportun.

→ *L'exploration*
Elle vise à poser des questions ouvertes pour obtenir davantage d'informations de la part du patient et permet au soignant de clarifier la situation. Elle favorise l'expression du malade et permet de rendre compte des significations données par celui-ci aux mots, aux événements. L'infirmière invite son interlocuteur à parler et encourage son expression par des filons verbaux.

→ *La reformulation*
Elle consiste en la synthèse des mots-clés utilisés par le patient. Elle vise à redire par ses propres mots le contenu exprimé par le malade, afin de lui montrer qu'il a bien été entendu et cela sans distorsion.

→ *Le reflet des sentiments*
L'infirmière identifie les sentiments exprimés par le patient lors de la verbalisation et les lui nomme.

→ *La recherche d'alternatives*
Elle a pour but de permettre au patient de trouver des solutions différentes de celles qu'il avait précédemment envisagées. Ainsi, le patient se découvrant davantage d'options, contrôle mieux sa propre situation et échappe ainsi au sentiment d'impuissance et de désespoir. La technique de recadrage s'inclut également dans cette recherche d'alternatives. Il s'agit de trouver un aspect positif à une opinion négative exprimée par le patient.

→ *La confrontation*
Elle doit être utilisée avec prudence par le soignant et suppose de sa part un bon niveau de maîtrise de ce mode d'intervention. Elle se caractérise par la mise en évidence des contradictions dans les propos et les comportements de la personne, ou dans les hiatus entre l'expression verbale et non verbale.

L'infirmière est certes une aide pour le malade. Cependant, la confrontation avec la douleur physique et morale des patients, avec la mort de façon répétée, engendre chez elle une souffrance importante. Cette charge psychique est également liée au fait de détenir une information qu'elle ne peut pas toujours transmettre au malade, de donner un espoir qu'elle sait parfois illusoire.
Différentes propositions peuvent être faites pour limiter la souffrance des soignants :
- identification des situations à risque : situation de transfert ou d'identification (de sympathie) ;
- prise en charge simultanée des patients en fin de vie ou en situation de crise par deux infirmières ;
- expression verbale de ces difficultés, et partage de ces souffrances entre les différents membres de l'équipe au moment des pauses ;
- actualisation des connaissances en hémato-cancérologie par la lecture de revues spécialisées, ou par des cours dispensés par les médecins et autres acteurs de santé au sein des unités de soins, afin de mieux comprendre les protocoles et soins qui en découlent. Elle renforce les compétences et favorise l'estime de soi parfois mise à l'épreuve ;
- création d'un groupe de paroles au sein du service permettant aux professionnels de verbaliser librement leurs difficultés ou facilités vis-à-vis d'un patient ou de sa famille. Cette expression favorise la libération des émotions, permet une meil-

leure compréhension des attitudes et comportements et amène le groupe à définir une conduite cohérente à l'égard du problème rencontré.

- Communication
- Empathie
- Acceptation
- Congruence
- Reformulation
- Confrontation
- Groupe de paroles

ACCOMPAGNEMENT DE LA PERSONNE SOIGNÉE EN FIN DE VIE

De nos jours, 70 % des personnes meurent à l'hôpital et la fin de vie des patients en service d'hémato-cancérologie est une préoccupation quasi quotidienne des soignants.

L'accompagnement du mourant se définit par la prise en charge globale du patient, de ses pathologies et de ses réactions psychologiques. Il permet de dispenser des soins de qualité et de promouvoir la vie jusqu'à la mort.

Il est indispensable pour l'infirmière de connaître les cinq phases du mourir classiquement décrites par E. Kübler-Ross. Ces phases composent le processus de deuil, travail psychologique effectué par tous les patients qui se préparent à mourir :

- *le déni* : refus de reconnaître la réalité dont la perception est traumatisante et donc inacceptable pour le malade ;
- *la colère* : violent mécontentement accompagné d'agressivité et de culpabilité ;
- *le marchandage* : tentative de négociation de la part du patient pour tenter d'échapper à la mort ;
- *la dépression* : état caractérisé par de la lassitude, de l'anxiété, du découragement et du désespoir ;
- *l'acceptation* : consentement à prendre congé.

La connaissance de ce savoir permet en outre une distanciation des affects, une meilleure compréhension de certains comportements du patient et une remise en question moins systématique pour l'infirmière.

De plus, elle permet au soignant d'identifier chez le patient et sa famille un éventuel deuil dysfonctionnel avec blocage à une des étapes précitées, ou deuil par anticipation se produisant avant la survenue du décès.

Soins palliatifs

Tous les besoins des patients en fin de vie sont perturbés et nécessitent de la part des soignants des gestes spécifiques et une attention particulière.

La respiration

Le patient est souvent dyspnéique, soit par obstruction des voies respiratoires soit par diminution des échanges gazeux. Les traitements mis en œuvre sont symptomatiques. Le patient est installé en position semi-assise et l'oxygénothérapie est donnée à la demande. La morphine à faible dose, toujours administrée sur prescription médicale, peut réduire la sensation de dyspnée ressentie par le malade.

L'alimentation et l'hydratation

L'anorexie est fréquente. Le malade manque d'appétit. De plus, des douleurs buccales et une sécheresse de la bouche ne font qu'amplifier son inappétence. L'utilisation d'antiémétiques s'impose en cas de nausées ou de vomissements (*voir chapitre 28*).

Pour favoriser une absorption de nourriture par le patient, il convient de préciser avec la famille les goûts et habitudes alimentaires du malade. Les repas sont fractionnés, des desserts et glaces proposés dans la journée et une attention particulière est portée à la texture des aliments ainsi qu'à leur présentation. De la Xylocaïne® visqueuse peut être absorbée avant les repas en cas de dysphagies. L'infirmière veille à l'hygiène buccale du patient en effectuant plusieurs fois par jour des bains de bouche. Elle lui laisse à portée de la main de l'eau et des glaçons et le stimule à boire pour lutter contre la déshydratation.

L'élimination

Si le patient est incontinent, un étui pénien, une sonde urinaire ou des changes complets peuvent être proposés. La constipation est quasi constante et résulte de plusieurs facteurs : traitement par les morphiniques, manque de mobilité et diminution des apports alimentaires. Afin de la prévenir, il convient de maintenir une bonne hydratation, de mobiliser le patient si son état le permet et d'obtenir du médecin, le cas échéant, une prescription de laxatifs. La survenue d'un fécalome est toujours regrettable, nécessitant une évacuation manuelle.

La mobilité

Elle est le plus souvent réduite. Des fauteuils roulants seront utilisés pour mobiliser le patient. Dans le cas d'un séjour prolongé au lit, une prévention d'escarres est entreprise précocement. Elle conjugue les éléments suivants : mobilisation toutes les 3 heures, matelas adéquat, draps propres et tendus, hygiène rigoureuse et massages aux points d'appui, hydratation abondante et absorption de protéines. Un travail en collaboration avec les kinésithérapeutes permet de trouver des positions antalgiques et d'effectuer des mobilisations passives.

L'hygiène et l'apparence

Les soins d'hygiène sont assurés en tenant compte du degré d'autonomie du patient et toujours avec pudeur et dignité. Au-delà des besoins, les désirs du patient seront respectés : aide pour se vêtir, se coiffer, se maquiller, se parfumer, etc., afin de favoriser l'estime de soi.

Le repos et le sommeil

Deux principaux facteurs sont sources d'insomnie :

- *les facteurs physiques* : algies nocturnes, sueurs, gêne occasionnée par l'immobilisation ;
- *les facteurs psychologiques* : interrogation sur le sens de la vie, peur de l'agonie, peur de ne pas se réveiller, cauchemars réitérés.

De ce fait, l'infirmière respecte les rites du coucher, propose une tisane avant l'endormissement et assure au malade avant la nuit les soins de confort et de bien-être. Une relation d'aide peut permettre au malade de verbaliser ses peurs et de s'endormir apaisé. Des sédatifs peuvent être éventuellement prescrits.

La douleur

La douleur du mourant doit être prise en compte dans son contexte et ses conséquences, c'est-à-dire dans sa dimension de souffrance. La douleur peut être physique, liée à une perception douloureuse du corps. Elle est plus ou moins verbalisée ; elle se manifeste par des comportements de défense, de diversion (larmes, gémissements, agitation, etc.). Elle est également morale, liée à la solitude, au désespoir, à la peur de mourir, et peut s'exprimer dans des comportements de résignation, de repli, d'anorexie, d'insomnie, etc.
Sa prise en charge est double : médicamenteuse pour répondre à la composante physiologique et relationnelle pour favoriser chez le patient l'expression de son vécu douloureux.

La relation d'aide avec le malade et sa famille

La relation avec la famille

Il est important de permettre au malade de rencontrer les personnes qui comptent pour lui.

Informer la famille que la loi n° 99-477 du 9 juin 1999 visant à garantir le droit à l'accès aux soins palliatifs prévoie des congés exceptionnels pour permettre à un membre de la famille d'accompagner un proche en fin de vie.

La famille participe à l'accompagnement tout comme l'équipe soignante. Il convient de l'inclure dans les soins prodigués au patient, même si cela nécessite des efforts d'information et d'éducation.

Le cadre de santé ou une infirmière peuvent aborder avec le patient dans certains cas ou avec sa famille, leurs souhaits concernant des rites funéraires, un transport de corps... L'ensemble de l'équipe soignante est informé des demandes du patient et de sa famille et lui permet de réaliser les volontés de celui ou celle qui va mourir. L'infirmière vérifie que les coordonnées de la personne à prévenir (c'est souvent la personne de confiance) sont bien à jour et notées sur le dossier de soins du patient.

Il peut être proposé à un membre de la famille de rester dormir auprès de celui qu'il accompagne.

Le fait de faire participer les proches leur permet d'engager le travail de deuil indispensable. La famille tout comme le malade doit être écoutée, soutenue et aidée pendant le temps d'hospitalisation et après le décès du proche.

L'information

Les patients en fin de vie connaissent parfaitement leur situation. Toutefois il est indispensable de les informer progressivement, et cela en fonction de leur état psychologique. Il ne s'agit pas de devancer leurs questions mais de les suivre au rythme de leurs interrogations en y répondant simplement, clairement et honnêtement.

Les croyances et la spiritualité

Le patient mourant se pose des questions philosophiques. Il a un besoin de confidences spirituelles et d'échanges religieux. Il cherche à reparler de son passé, à faire le bilan de sa vie. Il apprend à prendre de la distance vis-à-vis des autres et de lui-même. Dans ce travail de distanciation et de réconciliation avec lui-même, le patient peut trouver un accompagnant en la personne d'une infirmière ou d'un psychologue. Un ministre de culte peut parfaitement assurer ce rôle, si ce patient est croyant. Tous accompagnent sans diriger, tout en permettant au patient de choisir, de décider, de trouver les réponses. Ils apportent la reconnaissance et l'écoute dont le malade a besoin.

L'agonie

Si personne n'est présent lorsque l'état du patient se dégrade de façon irréversible, sur avis médical, le cadre de santé ou une infirmière envoie un avis d'aggravation à la famille et inscrit cette action sur le dossier du patient avec la date, l'heure et le nom de la personne qui a envoyé l'avis. (Selon l'heure de la journée et l'organisation du centre de traitement, cela peut aussi être réalisé par le service des admissions). Un avis de décès sera envoyé secondairement en suivant la même procédure.

L'agonie du patient est marquée par une respiration bruyante, des pauses respiratoires, une bradycardie et une chute tensionnelle. Les téguments changent de couleur pour devenir blanchâtres et gris. Les traits du visage se modifient et l'expression du visage s'annule. Lorsque le patient est décédé (absence de pouls carotidien et de respiration), sa mort doit être certifiée par un médecin. Ce dernier porte la mention : « le décès paraît réél et constant le... à... heures-minutes » sur un document officiel qu'il signe.

Selon l'appartenance religieuse, l'infirmière effectue ensuite la toilette mortuaire : soins corporels, fermeture des paupières et de la mâchoire, ablation des sondes et des perfusions, réfection des pansements. Elle place un bracelet d'identification au poignet du malade et prépare la fiche d'identification qui sera fixée sur le drap d'amphithéâtre juste avant le transport du corps pour la chambre mortuaire. (En principe, le corps du patient est habillé à la chambre mortuaire.) Puis elle prépare la chambre en vue de la visite de la famille : réfection du lit et installation du corps du patient, éclairage adapté et ventilation suffisante, retrait du matériel médical (tensiomètre, régulateur de débit, oxygénothérapie, etc.).

Une fois le décès annoncé, le corps du patient peut rester au minimum 2 heures dans le service, 10 heures au maximum permettant l'arrivée de la famille.

Les procédures administratives, généralement effectuées par le cadre infirmier du service comprennent :

- un inventaire des effets personnels et leur description détaillée doivent être réalisés par deux personnes. Tous les effets personnels sont inscrits sur le registre des décès du service. Toutes les pièces d'identité, cartes bancaires, bijoux... doivent être déposés le plus rapidement dans le coffre de l'hôpital soit par le biais du service des admissions, soit par le biais de l'administrateur de garde la nuit ;
- dans la majorité des cas, l'accompagnement du patient et de sa famille a permis à l'équipe soignante d'aborder la mort prochaine du patient et des mesures ont déjà pu être entreprises et il ne reste que peu de choses auprès du patient et les volontés du patient et de sa famille sont parfois notées sur le dossier de soins. Cela facilite grandement la prise en charge car tous les acteurs de l'équipe de soins savent exactement où en est le patient, sa famille et leurs souhaits.

La famille peut à tous moment rencontrer le médecin qui s'est occupé de leur patient et leur donner toutes les informations qu'ils désirent.

La famille est accompagnée à la chambre funéraire par un des membres de l'équipe.

Conclusion

L'accompagnement des personnes en fin de vie confronte l'équipe soignante à des interrogations professionnelles et personnelles.

Le travail de deuil accompli par le patient et sa famille conduit l'infirmière à s'interroger :

- que provoque en moi l'idée de la mort ?
- quel sens les expériences professionnelles donnent-elles à la vie ?
- les convictions religieuses personnelles permettent-elles d'intégrer la mort à sa trajectoire de vie ?

- ▶ **Deuil**
- ▶ **Déni**
- ▶ **Colère**
- ▶ **Marchandage**
- ▶ **Dépression**
- ▶ **Acceptation**
- ▶ **Rites**
- ▶ **Agonie**
- ▶ **Douleur**
- ▶ **Famille**
- ▶ **Accompagnement**

NOTES

2

Pathologies et soins infirmiers en hématologie

6 Prendre en charge un patient anémié

Vous devez savoir faire...

ACTES INFIRMIERS

- Repérer chez le patient les symptômes de l'anémie (pâleur, fatigue) et les communiquer au médecin.
- Déceler dans une numération-formule sanguine l'existence d'une anémie, son type, son caractère régénératif ou pas et transmettre ces données au médecin.
- Prévoir, en fonction du taux d'hémoglobine du patient et des signes cliniques, une transfusion et la poser sur prescription médicale.
- Réaliser, sur prescription médicale et/ou en collaboration avec le médecin, les examens permettant d'identifier les causes de l'anémie.
- Informer le patient anémié, de façon compréhensible, de la nature et du but des examens complémentaires à pratiquer et des traitements à mettre en œuvre.
- Dépister chez le patient les signes cliniques d'une hémolyse.
- Expliquer au patient les raisons de sa fatigue, de son essoufflement et lui proposer des activités en rapport avec ses capacités.
- Assurer le suivi thérapeutique d'un patient hospitalisé à multiples reprises, pour thalassémie ou drépanocytose.

DIAGNOSTICS INFIRMIERS PRÉVALENTS

- Fatigue liée aux conséquences de l'anémie.
- Intolérance à l'activité liée aux conséquences de l'anémie.
- Incapacité partielle/totale à effectuer ses soins d'hygiène liée au manque de force.
- Risque de chute lié à la fatigue.

...donc vous devez savoir :

CONNAISSANCES REQUISES

- Décrire l'érythropoïèse.
- Donner les caractéristiques du globule rouge.
- Citer l'hormone responsable de la formation des globules rouges et expliquer son mécanisme d'action.
- Donner la définition de l'anémie.
- Donner les signes cliniques du syndrome anémique.
- Expliquer le processus physiopathologique de l'anémie.
- Citer les résultats de la numération-formule sanguine (NFS) en précisant les unités.
- Définir les réticulocytes, les schizocytes, et expliquer l'intérêt de leur recherche et quantification dans le sang.
- Citer les causes de l'anémie par carence en fer.
- Distinguer l'anémie régénérative de l'anémie arégénérative.
- Citer les examens permettant d'effectuer le bilan d'une anémie.
- Définir l'anémie de Biermer.
- Expliquer l'intérêt d'un traitement par fer et/ou par vitamines dans certaines anémies et exposer brièvement les thérapeutiques des principales affections causales.
- Caractériser cliniquement l'anémie hémolytique.
- Expliquer les conséquences d'une baisse de l'hémoglobine.
- Citer les mesures d'hygiène de vie à respecter chez le patient anémié.
- Définir thalassémie et drépanocytose et en donner les signes cliniques.
- Exposer les raisons des hospitalisations répétées des patients atteints de thalassémie et de drépanocytose ainsi que le mode de prise en charge thérapeutique qui en découle.

L'ANÉMIE

Définition

Il s'agit d'une baisse du taux d'hémoglobine dans le sang et non pas d'une baisse du nombre de globules rouges (GR). Un sang peut avoir un nombre réduit de GR mais être très riche en hémoglobine qui assurera les besoins en transport d'oxygène.

L'érythropoïèse *(Fig. 3, p. 10)* s'effectue au sein de la moelle osseuse, sous l'impulsion d'une hormone fabriquée par le rein, l'érythropoïétine.

Clinique

La pâleur, particulièrement visible au niveau des conjonctives, est le signe le plus constant. Elle est liée directement à la baisse du taux d'hémoglobine dans les vaisseaux cutanés. Cette baisse entraîne une moindre oxygénation des cellules. Selon le mode d'installation de l'anémie – brutale ou progressive – selon qu'elle affecte un sujet sain ou insuffisant respiratoire et/ou cardiaque, la symptomatologie varie : dyspnée d'effort, tachycardie, vertiges, céphalées, bourdonnements d'oreille (acouphènes). Parfois, l'anémie est asymptomatique. Ailleurs peuvent apparaître des signes de souffrance cardiaque (angine de poitrine...).

Causes

Selon leurs mécanismes, on distingue deux types d'anémies : les anémies centrales et les anémies périphériques.

Les anémies centrales

Elles sont liées à une insuffisance de production d'hémoglobine (via les globules rouges) dans la mœlle osseuse, source de fabrication. Elles sont dites arégénératives, car elles produisent un nombre insuffisant de réticulocytes (forme jeune de globules rouges).

→ *Insuffisance quantitative*

La moelle produit des cellules normales mais en quantité insuffisante. Le plus souvent il s'agit :

- d'un envahissement de cellules malignes (leucémies, métastases, etc.) ;
- d'une sclérose (fibrose) de la moelle ;
- d'une chimiothérapie ;
- d'une aplasie médullaire (virale, toxique, d'origine inconnue).

→ *Insuffisance qualitative*

La moelle est riche en cellules et produit un nombre normal, voire élevé, de globules rouges (moelle riche) mais cette production est de mauvaise qualité et se traduit par un avortement intramédullaire de ces mêmes globules ainsi incapables d'arriver à maturation et de passer dans la circulation sanguine.

Cette anomalie de fabrication peut concerner :

- un défaut de synthèse de l'hémoglobine : par exemple la thalassémie, maladie congénitale et héréditaire, fréquente sur le pourtour méditerranéen est liée à un défaut génétique de la globine. Une carence en fer entraîne une microcytose (petite taille des GR) ;
- un défaut de synthèse de l'ADN, nécessaire à chaque mitose (division cellulaire), entraîne une macrocytose. On rencontre un tel mécanisme face à une carence en vitamine B12 ou folates, mais aussi dans les myélodysplasies (ou anémies réfractaires) résultant d'un dérèglement de cellules souches dans la production des GR.

Les anémies périphériques

Elles sont liées à une destruction, une séquestration ou une perte des GR (et donc de l'hémoglobine) en périphérie, c'est-à-dire dans la circulation sanguine. Elles sont dites régénératives. Dans ces circonstances, on peut constater une présence abondante de réticulocytes dans le

sang (> 120 000/mm^3 ou 10^{12}/L) constituant, là encore, un élément d'orientation diagnostique.
En effet, dans ces circonstances, la moelle est saine et réagit face à l'anémie par un surcroît d'activité.
Les mécanismes impliqués sont nombreux et variés. On distingue les anémies hémolytiques et les anémies par hémorragie aiguë.

→ *Les anémies hémolytiques*

Elles consistent en une destruction exagérée et prématurée des GR dans la circulation sanguine (hémolyse intravasculaire) ou dans des organes comme le foie ou la rate (hémolyse intratissulaire).
On peut séparer les destructions des GR :
- liées à une anomalie intrinsèque d'un de leurs constituants :
  - anomalie de sa membrane (maladie de Minkowski-Chauffard) ;
  - anomalie de l'hémoglobine (drépanocytose) ;
  - anomalie d'une de ses enzymes (déficit en G6PD).

Ces anomalies sont généralement congénitales et héréditaires ;
- liées à une anomalie extrinsèque du GR, ce dernier étant normal mais soumis à une « agression » aboutissant à sa destruction. Par exemple une septicémie, un paludisme, un anticorps anti-GR, un produit toxique.

L'ensemble des anémies par hémolyse peut s'accompagner d'un ictère (teint jaune des téguments et des muqueuses) en raison du catabolisme de l'hémoglobine libérée qui conduit à la production d'un pigment jaune, la bilirubine, qui peut se déposer, en cas d'excès, au niveau de la peau et des conjonctives. On rencontre fréquemment une grosse rate (splénomégalie) lieu privilégié de séquestration et destruction des hématies.

→ ***Les anémies par hémorragie aiguë***

Voir chapitre 9 page 94.

→ ***Les anémies centrales en cours de guérison***

Diagnostic médical et examens complémentaires

Contexte clinique

Antécédents familiaux, anémie depuis l'enfance, origine ethnique orientent vers une cause héréditaire. Un ictère oriente vers un mécanisme hémolytique, un saignement chronique vers une carence en fer, etc.
Hémoglobine :
- < 12 g/dL → anémie modérée ;
- < 8 g/dL → anémie sévère.

Éléments biologiques

→ ***Taux de réticulocytes :*** élevé, il orientera vers une cause périphérique ; bas, vers une cause centrale.
Réticulocytes : < 100 000/mm^3 → réticulocytopénie, marquant une anémie arégénérative.

→ ***Le volume globulaire moyen*** d'un globule rouge (VGM) :
- normal entre 80 et 100 µm^3 ;
- inférieur à 80, on parlera de microcytose. Il s'agit le plus souvent d'une carence martiale, c'est-à-dire en fer, ou d'une anémie d'origine inflammatoire ;
- supérieur à 100, on parlera de macrocytose. Il peut s'agir d'une carence en folates ou en vitamine B12, d'insuffisance thyroïdienne, de myélodysplasie, d'alcoolisme, etc.

→ ***La concentration corpusculaire moyenne en hémoglobine (CCMH)*** normale est supérieure à 32 %. Elle est le reflet de la quantité d'hémoglobine contenue dans un volume de GR (hématocrite) et non de sang total. En cas de baisse de ce taux, on parle d'hypochromie ; si le taux est conservé, on parle de normochromie.
Munis de ces différents paramètres, on parle d'anémie hypochrome microcytaire arégénérative, d'anémie normochrome normocytaire ou macrocytaire, etc., avec

autant d'éléments orientant pour un mécanisme ou une association de mécanismes à l'origine de l'anémie.

Selon les éléments d'orientation clinique et biologique, on peut prescrire dans un second temps un bilan à la recherche d'une carence martiale (dosage du fer sérique, de la ferritine, du coefficient de saturation de la transferrine), d'une maladie de l'hémoglobine (électrophorèse de l'hémoglobine), d'une hémolyse (taux de bilirubine, d'haptoglobine...), etc.

Dans certains cas, un myélogramme (examen de la moelle osseuse) est utile pour préciser le mécanisme de certaines anémies centrales *(voir chapitre 18)*.

Quelques exemples de pathologies à l'origine d'anémie

Carence martiale

Elle est liée le plus souvent :

- soit à un défaut d'apport de fer par malabsorption intestinale ;
- soit à des pertes en fer par saignements répétés :
  – saignement digestif chronique occulte (gastrite, ulcère, tumeur du côlon, etc.) ;
  – règles abondantes et trop fréquentes, grossesses répétées et rapprochées.

Signalons les besoins importants en fer du nourrisson, qui ne sont pas toujours compensés par une alimentation pourtant normale.

Un bilan gynécologique et/ou digestif est de règle devant une anémie ferriprive non expliquée.

Maladie de Biermer

Il s'agit d'une maladie rare, affectant l'absorption de la vitamine B12 par l'intestin grêle. Il en résulte un défaut de production centrale de GR par une insuffisance de mitoses.

Thalassémie

Il s'agit d'une maladie héréditaire, affectant surtout des patients d'origine méditerranéenne. La transmission est de nature récessive autosomique, c'est-à-dire qu'elle affecte également les individus des deux sexes. Pour se manifester, l'enfant doit recevoir le gène « altéré » de ses deux parents. La thalassémie réalise un défaut de production en globine, aboutissant à une destruction prématurée du GR par un phénomène d'hémolyse.

La maladie est symptomatique dans les premiers mois de vie, avec une anémie sévère chronique, un ictère, une volumineuse splénomégalie. L'évolution, sans prise en charge correcte, aboutit à un retard de croissance, des déformations osseuses, un retard pubertaire et une évolution fatale.

Drépanocytose

Il s'agit là encore d'une maladie héréditaire du métabolisme de l'hémoglobine. Elle affecte principalement les sujets noirs et se transmet également de façon autosomique récessive. Elle résulte de la synthèse d'une hémoglobine mutée (différence d'un seul acide aminé) aux conséquences cliniques variables mais souvent néfastes. Les GR se déforment lorsqu'ils sont porteurs de cette hémoglobine, particulièrement dans certaines conditions favorisantes, comme une mauvaise oxygénation (altitude, voyage en avion), infections, stress, etc. Il s'en suit des crises brutales d'hémolyse sur fond d'anémie et surtout une thrombose des petits vaisseaux à l'origine d'une symptomatologie douloureuse.

La maladie se déclare tôt dans l'enfance par des crises douloureuses (abdominales, ostéo-articulaires, etc.), des accidents neurologiques (hémiplégie, etc.), une fréquence élevée des infections en raison de la disparition progressive de la rate victime des thromboses répétées. En l'absence d'une prise en charge correcte, le pronostic est sombre.

Traitement

Traitement étiologique

Il consiste en :
- un apport prolongé de fer par voie orale en cas de carence martiale (au moins 4 mois) ;
- une lutte contre un syndrome inflammatoire ;
- un apport de vitamine B12 et folates en cas de carence ;
- une ablation de la rate dans certaines situations d'hémolyse splénique chronique ;
- une élimination d'une cause locale de saignement chronique (ulcère gastrique, règles trop abondantes, etc.).

Traitement symptomatique

Le traitement peut être également symptomatique, si l'anémie est mal supportée ou dangereuse pour l'organisme (oxygène, transfusion sanguine). L'indication d'une transfusion est posée selon la clinique (dyspnée, angor, etc.) et le terrain (personne âgée, antécédent cardiaque, etc.).

Conseil génétique

Dans certains contextes d'anémies d'origines héréditaires et par conséquent transmissibles, les familles peuvent avoir recours au conseil génétique pour un dépistage anténatal ou une prise en charge diagnostique et thérapeutique précoce.

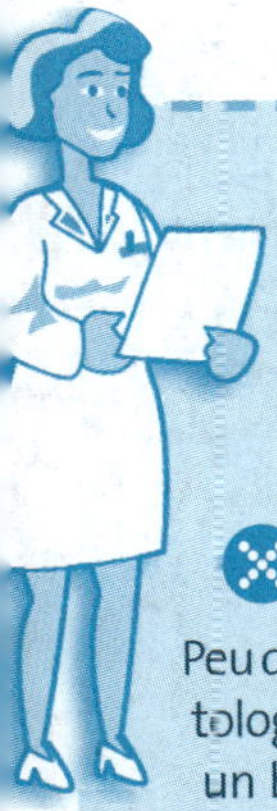

Soins infirmiers

Accueil

Peu de patients sont hospitalisés en hématologie pour une anémie isolée. Toutefois un bilan est réalisé lorsque l'anémie est associée à une autre cytopénie.

Lors de l'accueil du patient, repérer les symptômes physiques de l'anémie : dyspnées d'effort, de repos, angor indiquant une souffrance cardiaque, céphalées, vertiges, bourdonnements d'oreilles. Évaluer les besoins en oxygène et aider le patient à s'installer en tenant compte de son degré de fatigue. Le rassurer.

Prendre le pouls, la pression artérielle, ainsi que la fréquence respiratoire. Noter la tachycardie et la pâleur des téguments (blancheur du visage, des paumes de mains, des conjonctives et des muqueuses). Transmettre les données au médecin. Vérifier l'existence ou non d'une carte de groupe sanguin du patient avec deux déterminations.

Participation au diagnostic médical

En général, suivant l'état des patients, les résultats de la NFS, du groupe et des RAI sont demandés dans l'heure. L'infirmière les récupère et les transmet au médecin.

Application et surveillance du schéma thérapeutique

Le médecin prescripteur établit précisément la demande de produits sanguins sur laquelle figurent :
- le nom du service demandeur ;
- le nom du patient, son prénom, sa date de naissance ;

• la date de la demande ;
• la date et l'heure prévues pour la transfusion ;
• le taux d'hémoglobine du patient ;
• les principaux signes cliniques du patient.

Il joint à la demande la carte de groupe sanguin du patient, qui doit comporter impérativement deux déterminations ainsi qu'une recherche d'agglutinines irrégulières de moins de 3 jours, si le patient a déjà été transfusé.

Transfuser en tenant compte des critères de sécurité :
• s'assurer qu'un médecin peut intervenir à tout moment (décret 2004-802 du 29 juillet 2004, article R 4311-9) ;
• vérifier l'intégrité et l'aspect de la poche de transfusion, la date et l'heure de péremption ;
• effectuer l'ultime contrôle prétransfusionnel en vérifiant l'identité du patient « au lit du malade » ;
• prendre les constantes du patient (pouls, fréquence respiratoire et pression artérielle) ;
• poser la transfusion.

Appliquer les traitements prescrits (Ferograd®, Fumafer®, acide folique, etc.), vérifier les prises des médicaments et surveiller leur efficacité par l'amélioration des signes cliniques et par l'élévation du taux d'hémoglobine les premiers jours (NFS quotidienne sur prescription).

Au bout de quelques jours, déceler leurs effets secondaires, en particulier selles noires et survenue d'une constipation si traitement par le fer (traitement martial).

Soins éducatifs

Indiquer au patient les troubles éventuels en lien avec son affection (ictère, hématurie...).

Apporter un certain nombre de conseils concernant les précautions à prendre lors des changements de position :
• ne pas se lever brutalement afin d'éviter la survenue d'une hypotension orthostatique, mais s'asseoir d'abord au bord du lit avant toute verticalisation ;
• regarder devant soi et non le sol, puis se lever lentement tout en gardant un appui ;
• lors des déplacements, prévoir des haltes à mi-parcours. Placer éventuellement une chaise sur le trajet du patient ;
• proposer un temps de repos avant une phase d'activité.

Au patient recevant un apport martial, conseiller une alimentation riche en fibres et pauvre en féculents.

Dans le cas d'une anémie aiguë, repérer dans le comportement du patient une fatigue non exprimée : baisse de l'activité, somnolence, repli sur soi et altération de la communication. Expliquer très simplement le rôle de l'hémoglobine dans l'oxygénation des tissus et les conséquences de sa baisse sur le fonctionnement de l'organisme.

▶ **Hémoglobine < 12 g/dL**

▶ **Anémie centrale**

▶ **Anémie périphérique**

▶ **Maladie de Biermer**

▶ **Thalassémie**

▶ **Drépanocytose**

▶ **Transfusion**

NOTES

7 Prendre en charge un patient atteint d'une leucémie aiguë (LA)

Vous devez savoir faire...

ACTES INFIRMIERS

- Repérer chez le patient le syndrome tumoral et celui d'insuffisance médullaire ainsi que d'éventuelles manifestations propres à certaines leucémies.
- Repérer au cours d'entretiens avec le patient d'éventuels facteurs favorisant l'apparition d'une leucémie.
- Identifier au vu des résultats de la NFS du patient, les signes d'une insuffisance médullaire ou d'une éventuelle hyperleucocytose.
- Appliquer, sur prescription médicale, le traitement symptomatique (antibiotiques, antiviraux, antalgiques, etc.), chimiothérapique et transfusionnel.
- Expliquer au patient les termes d'induction, d'entretien, de consolidation, et les différentes phases du traitement ainsi que leur durée.
- Établir une relation adaptée avec le patient lors de l'annonce du diagnostic et des hospitalisations répétées.
- Assister le patient lors de la réalisation d'un myélogramme.
- Détecter la survenue d'un syndrome infectieux et mettre en œuvre les soins permettant de rétablir l'apyrexie.
- Administrer les traitements par voie d'abord veineuse centrale et effectuer un rapport détaillé des actes dans le dossier de soins du patient.

DIAGNOSTICS INFIRMIERS PRÉVALENTS

- Fatigue liée à une altération de l'état général.
- Douleur liée à l'absence de traitement.
- Déni non constructif lié à l'annonce du diagnostic médical.

...donc vous devez savoir :

CONNAISSANCES REQUISES

- Caractériser l'hématopoïèse et citer les différentes lignées hématopoïétiques.
- Définir la leucémie aiguë.
- Donner les composantes du :
  - syndrome tumoral ;
  - syndrome d'insuffisance médullaire.
- Exposer la classification des différents types de leucémies aiguës myéloïdes.
- Citer deux signes pathognomoniques et donner les deux types de leucémies correspondantes.
- Citer les principales données épidémiologiques de la leucémie.
- Citer deux facteurs favorisant l'apparition d'une leucémie.
- Citer les modifications des résultats de la NFS en rapport avec une leucémie aiguë.
- Définir les termes d'induction, de rémission, de consolidation, de rechute.
- Expliquer le moyen de prévenir les rechutes méningées et testiculaires.
- Donner les signes du syndrome infectieux.
- Expliquer la conduite à tenir face à un patient hypo- ou hyperthermique.
- Citer deux médicaments prescrits en cas d'hyperthermie en hématologie.

LA LEUCÉMIE AIGUË

Définition

Les leucémies aiguës (LA) constituent une variété d'hémopathie maligne caractérisée par la prolifération monoclonale (c'est-à-dire issue d'une même cellule originelle) de cellules jeunes dont la différenciation en cellules plus matures est bloquée. Cette prolifération a lieu au niveau de la moelle osseuse et peut être à l'origine d'une insuffisance médullaire. On distingue deux grandes variétés : la leucémie aiguë lymphoblastique et la leucémie aiguë myéloblastique *(Fig. 8)*.

La leucémie aiguë lymphoblastique (LAL)

Elle est caractérisée par une prolifération de lymphoblastes (cellules jeunes issues de la lignée lymphocytaire).

La leucémie aiguë myéloblastique (LAM)

Elle est caractérisée par une prolifération de myéloblastes (cellules jeunes à l'origine de la lignée granuleuse). Il existe différents types de LAM *(Tab. 7)*.
Quatre principaux groupes de LAM sont à présent distingués par la nouvelle classification OMS de 1999 :
• LAM associées à des translocations cytogénétiques récurrentes :
– translocation entre les chromosomes 8 et 21 ;
– translocation entre les chromosomes 15 et 17 (vu dans les LAM3) ;
– inversion du chromosome 16 ;
– remaniement du chromosome 11 ;
• LAM associées à des signes cytologiques de myélodysplasie (anémie réfractaire) :
– avec antécédent connu de myélodysplasie ;
– sans antécédent connu de myélodysplasie ;
• LAM induites par des antécédents de chimio-radiothérapie ;
• autres LAM : sans aucune maturation des blastes (LAM0), avec maturation granuleuse (M1, M2), à différentiation myélomonocytaire (M4), monocytaire (M5), érythroblastique (M6) et mégacaryocytaire (M7), comme dans la classification FAB.

Épidémiologie

On enregistre 3 cas de LA par an pour 100 000 habitants. La LAL concerne 80 % des formes de la leucémie chez l'enfant. La LAM concerne 80 % des formes de la leucémie chez l'adulte.

Causes

L'origine de ces leucémies demeure énigmatique pour la majorité d'entre elles. Toutefois, elles peuvent aussi compliquer l'évolution d'une maladie hématologique préexistante, comme une leucémie myéloïde chronique, ou une autre affection médullaire non leucémique, comme une

LAM 1	Leucémies aiguës myéloblastiques peu différenciées
LAM 2	Leucémies aiguës myéloblastiques différenciées
LAM 3	Leucémies aiguës dites à promyélocytes
LAM 4	Leucémies aiguës myélomonocytaires
LAM 5	Leucémies aiguës monocytaires
LAM 6	Érythroleucémies

TABLEAU 7 Classification du FAB.

anémie réfractaire. Elles peuvent également être consécutives à un traitement par chimiothérapie ou radiothérapie administré pour une autre pathologie cancéreuse. Pour toutes ces formes, on parlera de leucémie aiguë secondaire.

Clinique

Les symptômes révélateurs sont les suivants :

- en rapport avec une insuffisance médullaire :
  - anémie : pâleur, asthénie, dyspnée, etc. ;
  - leucopénie : infections à répétition ;
  - thrombopénie : purpura, épistaxis, gingivorragies, etc. ;
- en rapport avec l'infiltration tumorale par des cellules blastiques :
  - douleurs osseuses ;
  - adénopathie (augmentation du volume des ganglions), foie et rate de taille augmentée ;
  - méningite (blastique) ;
  - hypertrophie gingivale, testiculaire, etc. ;
- découverte fortuite par une numération-formule sanguine systématique (hyperleucocyte, cytopénie) ou lors d'une surveillance d'une affection hématologique chronique.

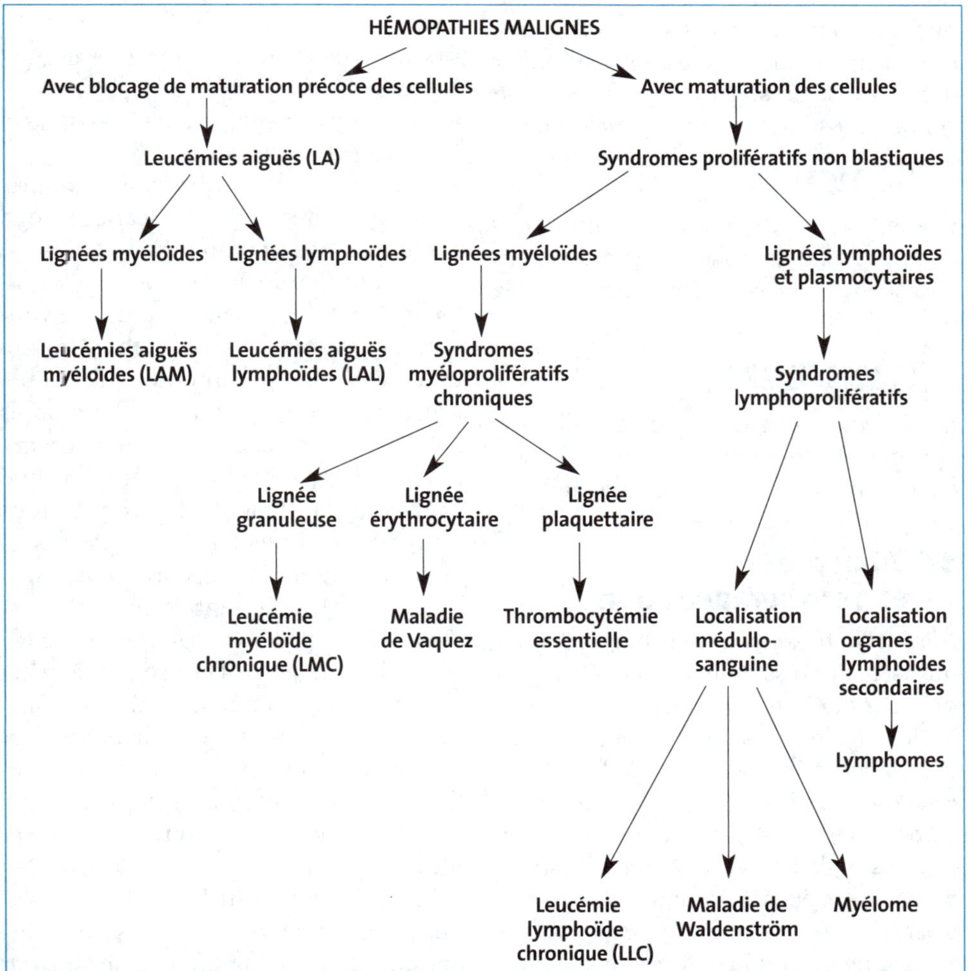

FIG. 8 CLASSIFICATION DES PRINCIPALES HÉMOPATHIES MALIGNES.

Diagnostic biologique

Hémogramme

On constate les anomalies suivantes :
- formes hyperleucocytaires (avec blastes circulants dans le sang) associées ou non à une thrombopénie et/ou une anémie ;
- formes pancytopéniques sans blastes circulants, avec anémie, thrombopénie et leucopénie ;
- anomalie isolée d'une des trois lignées sanguines.

Myélogramme

C'est l'élément clé du diagnostic (par ponction de moelle au niveau sternal ou iliaque, ou crête tibiale chez le nourrisson) qui affirme le diagnostic de LA avec, par définition, la présence de plus de 20 % de cellules blastiques au niveau médullaire.

Caryotype

Recherche des anomalies chromosomiques au sein des blastes pouvant constituer suivant les cas des facteurs favorables ou péjoratifs.

Immunomarquage

Il précise les antigènes présents à la surface des blastes contribuant à la classification des variétés de leucémie aiguë.

Bilan pré- et per-thérapeutique

Bilan d'hémostase : une coagulation intravasculaire disséminée (CIVD) est possible surtout dans certaines formes myéloïdes telles les leucémies aiguës promyélocytaires + + + (LAM3).

Bilan métabolique : hyperuricémie, insuffisance rénale, hyperphosphorémie, etc. Ces maladies sont liées à la destruction spontanée ou provoquée de cellules blastiques qui libèrent ainsi des produits à l'origine de troubles de la coagulation ou d'insuffisance rénale.

Bilan prétransfusionnel : groupe, phénotypage érythrocytaire et recherche d'agglutinines irrégulières (RAI).

Typage HLA du malade (ainsi que des frères et sœurs) : en vue d'une éventuelle allogreffe de moelle (pour les patients jeunes).

Prélèvements bactériologiques : surtout si le malade est infecté et en vue de l'aplasie postchimiothérapie à venir (hémocultures, ECBU, etc.).

Évolution et traitement

Les LA sont spontanément défavorables en quelques semaines ou mois, les rémissions spontanées sont exceptionnelles.

Les thérapeutiques comprennent deux aspects :
- un traitement spécifique vis-à-vis de la LA à base de chimiothérapie ;
- un traitement de support afin de prévenir ou traiter les complications de la maladie et des traitements.

Les protocoles de chimiothérapies antileucémiques utilisent le plus souvent des associations de substances différentes constituant un traitement d'attaque. Très schématiquement, les leucémies aiguës myéloblastiques (LAM) sont traitées par des associations d'anthracycline et d'Aracytine®, les leucémies aiguës lymphoblastiques (LAL) par des associations de vincristine, corticoïde, asparaginase, Méthotrexate®, et anthracycline. Cette première procédure exige généralement entre 4 et 6 semaines. Une fois la rémission obtenue, il faut effectuer un traitement de consolidation et d'entretien toujours à base de chimiothérapie. Ces traitements peuvent s'étaler sur plusieurs mois ou plusieurs années en périodes séquentielles principalement pour les LAL.

Certaines formes de leucémies à haut risque de localisation neurologique peuvent recevoir une prophylaxie par irradiation

encéphalique en plus des injections intrathécales de chimiothérapie (par ponction lombaire).
Il existe des molécules susceptibles non pas de détruire les cellules leucémiques comme le font les antimitotiques (chimiothérapie) mais capables de « transformer » les cellules blastiques en cellules matures ainsi capables de se détruire physiologiquement (ce phénomène s'appelle l'apoptose). C'est le cas de l'acide tout-trans-rétinoïque utilisé dans le traitement des leucémies aiguës promyélocytaires. Enfin, les leucémies à haut risque de rechute peuvent bénéficier dans un second temps d'une allogreffe de moelle si l'on dispose d'un donneur compatible.

Les complications liées à la maladie ou au traitement sont traitées de façon préventive ou symptomatique :
- antiémétique ;
- transfusion de concentrés globulaires pour l'anémie ;
- transfusions de concentrés plaquettaires pour la prévention des saignements en rapport avec une thrombopénie ;
- antibiothérapie intraveineuse à large spectre pour les infections ;
- nutrition parentérale en cas d'impossibilité de s'alimenter (mucite) ;
- décontamination digestive ;
- hyperhydratation pour l'induction des traitements ;
- isolement protecteur du patient.

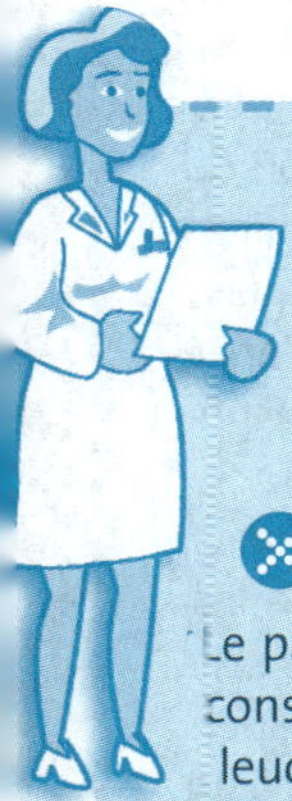

SOINS INFIRMIERS

Accueil

Le patient est souvent adressé par la consultation, devant une suspicion de leucémie aiguë. C'est une personne fréquemment fatiguée qui se présente dans le service.
L'infirmière l'installe dans une chambre seule, si l'organisation du service le permet.
Elle repère un éventuel problème hémorragique et le règle en urgence (gingivorragies, bulles hémorragiques au niveau de la cavité buccale, épistaxis, etc.).
Si le patient est fébrile, elle prévoit plusieurs hémocultures et fait baisser la température au moyen de vessies de glace et d'antipyrétiques sur prescription médicale.
Elle aide le patient à trouver une position antalgique dans l'hypothèse de douleurs osseuses ou articulaires violentes et diffuses.

Soins techniques

Le bilan sanguin comprend une numération-formule sanguine, un ionogramme sanguin, une glycémie, une hémostase complète, un bilan infectieux, rénal et hépatique, une uricémie, la détermination du groupe sanguin, la recherche d'agglutinines irrégulières (RAI), de lacticodéshydrogénase (LDH) et un bilan phosphocalcique.
Le myélogramme, réalisé en collaboration entre médecin et infirmière, permet de montrer la proportion des différentes lignées et le type d'atteinte leucémique.

Chimiothérapie

Le traitement principal est la chimiothérapie anticancéreuse.
Elle s'administre par voie intraveineuse (pour la plupart), par l'intermédiaire d'un cathéter veineux central tunnellisé à émergence cutanée ou éventuellement à chambre. Elle demande de la rigueur dans le respect des prescriptions et de leur mise

en œuvre, ainsi qu'une asepsie rigoureuse lors de la préparation des différentes perfusions.

L'infirmière détecte et prévient les effets secondaires de la chimiothérapie :

- *nausées et vomissements :* ils peuvent être considérablement limités par l'administration d'antiémétiques (les prendre en compte dans les bilans des entrées et des sorties) ;
- *mucites et inappétence :* ces troubles sont souvent fréquents et mal supportés par le patient. Il est difficile de les prévenir. Les mucites sont très douloureuses. Des bains de bouche à base de Xylocaïne®, des antifongiques ou des antalgiques peuvent contribuer à calmer les douleurs ;
- *alopécie :* elle survient au bout de 8 à 10 jours après l'administration d'antimitotiques alopéciants. Dans certains services, l'infirmière conseille, aux femmes en particulier, de couper dans un premier temps leurs cheveux avant la pose de la chimiothérapie ; le rasage du crâne après la chimiothérapie est parfois pratiqué ;
- *neutropénie :* lorsque les polynucléaires neutrophiles sont inférieurs à 500/mm3, il convient d'adopter des mesures d'isolement protecteur strictes (lavage des mains, port d'un masque, d'une surblouse et de surchaussures pour entrer en contact avec le patient). Les soins d'hygiène doivent être minutieux et répétés plusieurs fois par jour. La surveillance de la température se fait toutes les 3 heures ;
- *syndromes anémique et hémorragique :* ils doivent être rapidement repérés avant que ne surviennent les complications.

Hyperhydratation alcaline

En plus de ce traitement, l'infirmière administre sur prescription médicale une hyperhydratation alcaline de plusieurs litres par jour entraînant une hyperdiurèse, à laquelle s'ajoute l'administration d'uricolytique (pour éviter les complications consécutives de la lyse en grand nombre des cellules). Établir un bilan des entrées et sorties, rigoureux et plurihebdomadaire.

Antifongiques, décontamination digestive, antibiothérapie

Des antifongiques, une décontamination digestive ou parfois une antibiothérapie per os sont classiquement prescrits au patient afin de limiter les infections pouvant survenir pendant la période d'aplasie post-chimiothérapique.

La surveillance clinique du patient est essentielle pendant tout le traitement.

La surveillance biologique se fait plusieurs fois par semaine :

- la NFS permet d'évaluer l'entrée du patient en aplasie (nombre de globules blancs inférieur à 500 polynucléaires neutrophiles (PN)) et sa sortie d'aplasie, ainsi que les besoins transfusionnels ;
- l'ionogramme sanguin permet d'apprécier la kaliémie et la fonction rénale lors du catabolisme tumoral, puis lors de l'administration des traitements par antibiotiques ;
- l'hémostase peut mettre en évidence des perturbations à l'origine d'une coagulation intravasculaire disséminée.

De nombreux examens bactériologiques, des prélèvements viraux et mycologiques, des sérologies et des radiographies pulmonaires, faits systématiquement, permettent de découvrir des infections à un stade infraclinique, étant donné le peu de symptomatologie en période d'aplasie.

Un second myélogramme est souvent réalisé à la sortie d'aplasie. Cet examen permet de savoir si le patient est en rémission.

Soins relationnels

Expliquer l'intérêt de l'hospitalisation (faire un bilan complet et prévoir un traitement adapté) et répondre à toutes les questions que se pose le patient.

Lorsque le diagnostic médical est posé, expliquer le sens des mots utilisés par les soignants (induction, rémission, consolidation).

Face au patient qui a peur des vomissements, de l'alopécie, de l'isolement, etc., adopter une attitude empathique favorisant l'expression des appréhensions, conseiller au patient de s'entourer de personnes « ressources » et lui permettre éventuellement de rencontrer des personnes ayant traversé les mêmes épreuves.
Expliquer le schéma thérapeutique en plusieurs phases : le traitement d'attaque de plusieurs jours qui débute immédiatement et le traitement de consolidation qui sera réalisé plusieurs semaines après la première hospitalisation.
Quelquefois, le patient en rémission se voit proposer une allogreffe de moelle osseuse en raison des nombreuses rechutes, en particulier dans les leucémies aiguës myéloblastiques.

- **Insuffisance médullaire**
- **Infiltration tumorale**
- **Myélogramme**
- **CIVD**
- **Chimiothérapie**
- **Induction**
- **Consolidation**
- **Rémission**
- **Allogreffe**

8 Prendre en charge un patient atteint d'un syndrome myéloprolifératif : leucémie myéloïde chronique (LMC) et maladie de Vaquez

Vous devez savoir faire...

ACTES INFIRMIERS

- Identifier à partir de la NFS, les éléments en faveur d'une LMC ou d'une maladie de Vaquez.
- Actes spécifiques à la LMC :
  - assister le médecin lors du myélogramme ;
  - expliquer au patient son traitement par Glivec® ou Hydréa® ;
  - repérer les signes cliniques en faveur d'une transformation en leucémie aiguë et accompagner le patient dans cette phase.
- Actes spécifiques à la maladie de Vaquez :
  - repérer chez le patient les signes cliniques d'une polyglobulie et d'une hyperviscosité ;
  - expliquer au patient le but et le déroulement d'une saignée, les modalités de réalisation d'une « masse sanguine » ;
  - expliquer au patient, au terme de son hospitalisation, les modalités de son suivi médical.

DIAGNOSTICS INFIRMIERS PRÉVALENTS

- Risque d'accident (thrombo-embolique ou hémorragique) lié à l'hémogramme anormal.
- Fatigue liée à l'anémie induite par les traitements (LMC).

...donc vous devez savoir :

CONNAISSANCES REQUISES

- Définir et donner les signes cliniques de la LMC, de la maladie de Vaquez et du syndrome d'hyperviscosité.
- Expliquer les modifications de la NFS en regard de chaque pathologie.
- Expliquer les modalités de traitement.
- Définir la transformation aiguë.
- Définir la myélémie.
- Dépister les complications liées aux troubles de l'hémostase.
- Expliquer l'intérêt d'un caryotype de moelle osseuse dans le diagnostic d'une LMC.
- Décrire les étapes de réalisation d'une saignée et exposer les éléments de surveillance du patient.
- Expliquer au patient polyglobulique l'intérêt de réaliser « une masse sanguine » et une saignée.

INTRODUCTION

Un syndrome myéloprolifératif est caractérisé par une hyperactivité de la mœlle liée à une anomalie des cellules souches et aboutissant à une production exagérée de cellules sanguines.
Les cellules produites sont dans un premier temps (généralement plusieurs années) normales à la différence des cellules blastiques produites dans les leucémies aiguës.

LA LEUCÉMIE MYÉLOÏDE CHRONIQUE (LMC)

Définition

C'est une variété de syndrome myéloprolifératif prédominant sur la lignée granuleuse, liée à une anomalie acquise d'une cellule souche et associée à une anomalie monoclonale chromosomique (chromosome Philadelphie).

Épidémiologie

Elle est 3 à 5 fois moins fréquente que la leucémie aiguë.
L'âge médian au moment du diagnostic se situe entre 30 et 50 ans mais se voit à tout âge. Un certain nombre de facteurs favorisent l'apparition de la maladie (benzène, radiations).

Clinique

Les circonstances de découverte sont variées :

- découverte fortuite devant un hémogramme systématique (le malade étant longtemps asymptomatique) ;
- découverte d'une rate hypertrophiée (splénomégalie) ;
- altération de l'état général ;
- troubles digestifs, pesanteur de l'hypocondre droit (liés à la splénomégalie) ;
- une complication (crise de goutte, thrombose, etc.).

Diagnostic biologique

Les examens font le diagnostic médical.

Hémogramme

Il se caractérise par les éléments suivants :

- hyperleucocytose (parfois très importante, > 50 000/mm3), élévation des polynucléaires neutrophiles avec myélémie mais sans excès de blastes (présence de cellules médullaires circulantes) ;
- taux d'hémoglobine normal ;
- taux de plaquettes normal (ou augmenté).

Myélogramme (non indispensable au diagnostic)

En l'absence de myélofibrose associée, le prélèvement est aisé et montrerait une moelle très riche avec une grande activité de prolifération de la lignée blanche granuleuse (à l'origine des polynucléaires circulants).
Un élément clé réside dans le maintien des proportions des différents stades de la maturation des cellules de la lignée granuleuse, conservant leur répartition pyramidale (les cellules les plus matures sont les plus nombreuses et inversement). La proportion de cellules blastiques reste inférieure à 5 %.

Caryotype

L'étude des chromosomes effectuée sur les cellules circulantes et/ou médullaires met en évidence le chromosome Philadelphie (translocation réciproque entre les bras longs des chromosomes 9 et 22).

Biologie moléculaire

L'étude au niveau moléculaire de l'ADN et de l'ARN permet de retrouver la translocation à un niveau plus fin.

Biopsie médullaire

Elle est inutile au diagnostic médical.

Bilans biologiques complémentaires

Il peut s'agir de :
- bilan hépatique, calcémie, uricémie, etc. ;
- typage HLA du patient et de sa fratrie en prévision d'une éventuelle allogreffe de moelle (rarement indiquée).

Évolution et complication

Longtemps chronique, où la proportion de cellules blastiques dans le sang et la moelle demeurent inférieures à 5 % (parfois plusieurs années, en moyenne 5 ans), la maladie passe par une phase d'accélération marquée par une proportion croissante de blastes associée à de possibles signes d'insuffisance médullaire (anémie, thrombopénie). Il apparaît ainsi un hiatus dans la proportion des différents stades de maturation des cellules avec un excès croissant de cellules jeunes (blastiques) jusqu'à l'acutisation. Cette dernière traduit la transformation de la LMC en leucémie aiguë lorsque la proportion de blastes dans la moelle dépasse 30 %. Le contexte clinique peut se modifier avec une altération de l'état général, des douleurs osseuses, une augmentation du volume de la rate, des adénopathies (ganglions pathologiques).

Biologiquement, outre l'augmentation des blastes, on peut relever une anémie, une thrombopénie, une élévation des polynucléaires éosinophiles et basophiles, l'apparition de nouvelles anomalies chromosomiques au caryotype.

Au cours de la phase chronique, des complications peuvent survenir :
- thrombose (formation d'un caillot dans une veine ou une artère) en raison de l'importance de la leucocytose et du mauvais fonctionnement des plaquettes ;
- hémorragie ;
- crise de goutte ;
- complications iatrogènes (liées aux traitements) ;
- peu ou pas d'infection car les globules blancs produits en excès sont fonctionnels.

Traitements

En phase chronique, on recourt essentiellement à un traitement oral (Glivec®). Ces mesures visent à contrôler le syndrome myéloprolifératif et à normaliser la numération avec disparition du chromosome Philadelphie. On y associera un traitement hypo-uricémiant (Zyloric®) afin de prévenir les crises de goutte, fréquentes dans ce contexte de prolifération et de destruction cellulaire. On conseillera également au patient de boire abondamment de l'eau de Vichy.

La thérapeutique s'effectue en ambulatoire et est rythmée par les données de l'hémogramme. Ce traitement est parfois mal supporté et ses effets secondaires peuvent conduire à l'interrompre.

En cas de résistance ou d'intolérance au Glivec®, un traitement plus puissant et souvent mieux toléré, comme le Sprycel®, peut être proposé.

Face à l'inéluctable évolution vers la leucémie aiguë, on peut proposer, chez un patient jeune résistant au traitement médicamenteux et disposant d'un donneur de moelle compatible, une allogreffe, unique moyen de guérison (mais au prix du risque d'une morbidité et d'une mortalité importantes chez un patient « bien portant »).

En phase d'accélération ou de transformation en leucémie aiguë, on peut augmenter les doses de Glivec® ou proposer des protocoles de polychimiothérapies fortes et aplasiantes qui permettent dans quelques cas un retour transitoire en phase chronique, la réalisation et le pronostic d'une allogreffe étant alors plus réservés.

On n'omettra pas chez un homme jeune, en phase chronique, de proposer une congélation de sperme avant une intensification thérapeutique par allogreffe (congélation d'embryon pour une femme).

La maladie de Vaquez

Définition

La maladie de Vaquez ou polyglobulie (PG) primitive appartient au groupe des syndromes myéloprolifératifs. Cette affection consiste en une production exagérée de globules rouges liée à une activité médullaire érythroblastique trop intense échappant à tout contrôle physiologique associée ou non à une augmentation des autres lignées sanguines. Cette affection est à distinguer des PG secondaires, où la moelle est saine mais hyperproductive en raison d'une stimulation extérieure.

Récemment, une mutation génétique acquise (non héréditaire) intéressant une protéine liée au récepteur de l'érythropoïétine (Jak-2) a été mise en évidence chez une majorité de patients.

Épidémiologie

La maladie de Vaquez est une maladie rare qui survient chez des patients plutôt après 50 ans avec une légère prédominance masculine.

Clinique

Elle peut être asymptomatique ou se manifester par :

• *des signes fonctionnels* pouvant associer des signes d'hyperviscosité sanguine (en raison de l'élévation de la masse globulaire sanguine) : vertiges, céphalées, bourdonnements d'oreilles, fourmillements, flou visuel, démangeaisons (surtout au contact de l'eau froide) ;

• *l'examen* révélant une érythrose cutanée ou une splénomégalie ;

• *une complication :* une thrombose, une hémorragie ou une crise de goutte (en rapport avec un catabolisme cellulaire accru).

Diagnostic médical

Sans symptôme, la découverte est fortuite au vu d'un hémogramme :

• hématocrite (l'hématocrite est le volume occupé par les seuls globules rouges dans le sang (excluant donc le plasma)) > 54 % pour un homme et 47 % pour une femme ;

• vitesse de sédimentation nulle (hyperviscosité) ;

• possible augmentation des globules blancs et des plaquettes.

La maladie de Vaquez est à distinguer des polyglobulies secondaires en rapport avec :

• un défaut chronique d'oxygène (tabagisme, insuffisance respiratoire, séjour en altitude) ;

• une tumeur rénale ou hépatique qui fabrique une hormone (l'erythropoeïtine) stimulant la production de globules rouges.

Un bilan comprenant une échographie abdominale et une gazométrie sanguine est donc indispensable pour écarter une polyglobulie secondaire.

Examen complémentaire

La mesure de la masse globulaire sanguine (par des isotopes type chrome 51 fixés ex vivo aux globules rouges puis réinjectés) est élevée, supérieure à 36 mL/kg chez l'homme et supérieure à 32 mL/kg (ou supérieur à 120 % de la normale théorique) chez la femme. Elle s'effectue dans les services de médecine nucléaire.

L'examen de la moelle osseuse n'est pas indispensable au diagnostic.

Évolution

À plus long terme, après une médiane de survie de plus de 10 ans, la maladie peut évoluer :

• vers une transformation en leucémie aiguë (rapidement fatale) ;

• vers une fibrose médullaire entraînant une insuffisance de la moelle avec notamment une anémie se substituant à la polyglobulie.

Traitement

Le traitement vise à réduire la polyglobulie, source des complications. Le choix de la stratégie thérapeutique repose sur l'âge du patient, son accommodation thérapeutique, son état général, son état cardio-vasculaire et sur l'évolution de sa maladie :

• saignées régulières (entre 200 et 400 mL) qui visent à réduire de façon rapide l'hématocrite et à induire à force de répétition une carence en fer gênant ainsi la production médullaire de globules rouges. Cette méthode rapide et facile ne permet néanmoins pas de prévenir tout risque de thrombose car elle est sans effet sur la fabrication de plaquettes sanguines volontiers altérées. Les saignées sont contre-indiquées en cas d'élévation du taux de plaquettes (risque accru de thrombose) ;

• administration par voie veineuse du phosphore 32, produit radioactif, freinant l'activité globale de la moelle. Cette méthode d'efficacité retardée par rapport aux saignées permet un contrôle durable de la myéloprolifération (à réserver au sujet âgé en raison du risque leucémogène) ;

• chimiothérapie orale au long cours par de l'Hydréa® ou Vercyte®.

Une bonne gestion thérapeutique jointe à une surveillance régulière permet un traitement ambulatoire et une survie prolongée.

Il est prouvé que l'administration quotidienne de faibles doses d'aspirine permet de réduire les risques de thrombose.

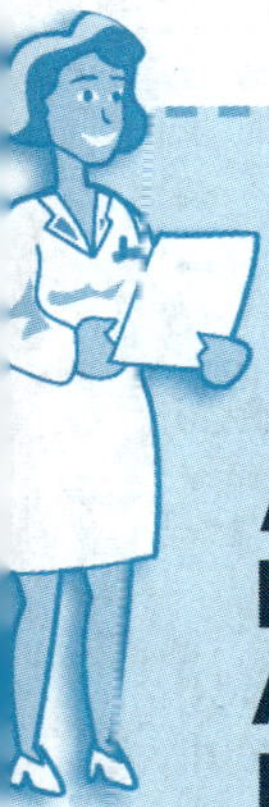

Soins infirmiers auprès d'un patient atteint de LMC

Accueil

La maladie évoluant en plusieurs phases, l'infirmière est confrontée à différentes situations :

• soit le patient connaît son diagnostic et se fait hospitaliser pour une aggravation (phase d'acutisation) ;

• soit le patient qui se portait parfaitement bien quelques semaines auparavant, se retrouve hospitalisé en phase aiguë.

Parfois, il présente une grande altération de l'état général. Il peut être fébrile et avoir des problèmes hémorragiques. L'infirmière l'aide à s'installer et recueille les premières données (1re fois, traitement en cours...).

Soins techniques

L'infirmière effectue et récupère les résultats de la NFS en urgence. Elle participe au myélogramme qui fait le diagnostic ; la prise en charge du patient est alors identique à celle d'une personne atteinte d'une leucémie aiguë.

Le traitement par Glivec® est pris en une fois chaque jour, au cours d'un repas pour

éviter les irritations tout au long du tube digestif.
Lorsque le patient a des difficultés pour avaler les gélules, celles-ci peuvent être ouvertes et leur contenu versé dans de l'eau plate ou un jus de pomme. Il faut mettre des gants pour réaliser cette manipulation et/ou éviter tout contact avec la peau, les yeux ou d'inhaler la poudre. En absence de gants, se laver les mains immédiatement et les rincer abondamment après avoir manipulé les gélules. En effet, le Glivec® est tératogène. Le personnel doit le savoir et informer le patient et sa famille des précautions à prendre de retour à la maison. De même, pour éliminer les urines, et les selles, il faut mettre des gants et éviter les éclaboussures car le médicament est métabolisé principalement par le foie et excrété par la bile et les urines.
Parmi les effets secondaires très fréquemment rencontrés, outre une diminution des trois lignées sanguines, des céphalées avec apparition d'œdème périorbitaire, des troubles digestifs à type de nausées, de vomissements, de diarrhée, de douleurs abdominales, des crampes, des myalgies, des arthralgies, une dermite, un eczéma, un rash peuvent survenir.
Le poids est contrôlé chaque jour afin de dépister rapidement une rétention d'eau et éviter une défaillance cardiaque surtout chez les patients déjà fragiles au niveau de leur fonction cardiaque et de leur âge.

- **Syndrome myéloprolifératif**
- **Lignée granuleuse**
- **Chromosome Philadelphie**
- **Splénomégalie**
- **Hyperleucocytose**
- **Myélogramme**
- **Anémie**
- **Acutisation**
- **Chimiothérapie**

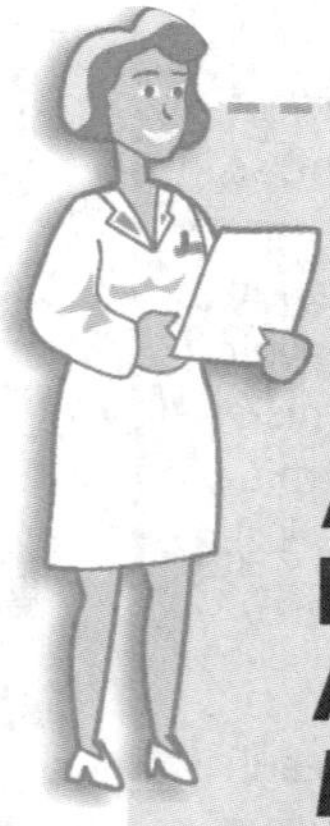

Soins infirmiers auprès d'un patient atteint de la maladie de Vaquez

Accueil

Le patient est en général une personne d'une soixantaine d'années, fatiguée, qui présente un érythème du visage, des paumes de la main et un prurit majoré en présence d'eau. L'infirmière l'aide à s'installer confortablement.

Soins techniques

L'infirmière récupère les résultats de la NFS. Elle demande dans le service de médecine nucléaire un rendez-vous de mesure de la masse globulaire totale. Elle explique au patient l'examen. De réalisation simple, il consiste en l'injection d'un corps radioactif, le chrome 51, par voie intraveineuse, à un instant T0. Trois prélèvements sont successivement réalisés aux temps T10, T20 et T30 (10 minutes, 20 minutes et 30 minutes). Cet examen non invasif ni doulou-

reux ne nécessite aucune préparation spécifique.
Si le patient tolère mal l'augmentation de sa masse sanguine et manifeste des signes d'essoufflement importants, il est alors possible de le soulager en lui pratiquant, sur prescription médicale, une saignée.
Elle consiste en un prélèvement par voie périphérique de 200 à 400 mL de sang total. L'infirmière installe confortablement le patient, pose le garrot environ 10 cm audessus du pli du coude et désinfecte soigneusement la peau avec un antiseptique. Mains gantées, l'infirmière pique une veine de gros calibre, superficielle et facilement palpable, avec une aiguille de moyen calibre reliée à une tubulure à clamp et à une poche. Cette opération, proche d'un don de sang, dure environ 1/4 d'heures. Pendant ce temps, l'infirmière surveille les constantes du patient (pouls et pression artérielle), son état de conscience et son état général. Devant le moindre signe d'alerte, chute de la pression, agitation, etc., elle interrompt la saignée et avise le médecin. Certaines unités de soins adressent leurs patients au centre de transfusion de l'hôpital pour réaliser une érythrophérèse : le patient est relié à un séparateur de cellules qui élimine les globules rouges et lui restitue les autres éléments figurés du sang.
Certains patients (uniquement les sujets âgés) sont envoyés dans le service de médecine nucléaire afin d'y recevoir l'injection intraveineuse de phosphore 32. Dans ce cas, l'infirmière prend rendez-vous en prévision de ce traitement et surveille les réactions du patient à son retour dans le service (modification des paramètres vitaux et manifestations allergiques).
Elle fait preuve d'une vigilance particulière pour dépister tout signe de thrombose veineuse ou artérielle et/ou tout signe d'hémorragie extériorisée ou non *(voir chapitre 9)*.

Soins relationnels

Il est essentiel d'évaluer à l'entrée du patient son niveau de connaissances concernant sa pathologie. Lorsque le diagnostic médical est annoncé par le médecin, il convient d'écouter le patient et de répondre à toutes les questions qu'il se pose, d'expliquer avec des termes simples ce qu'est le dysfonctionnement médullaire.
Avant la saignée, il convient de rassurer le patient quant à la nature peu douloureuse du geste, de lui expliquer le but de cette pratique et de lui préciser qu'elle est destinée à réduire les signes fonctionnels.
Avant le début de la chimiothérapie, il faut permettre au patient de verbaliser ses craintes en créant un climat de confiance.
Lui expliquer, à sa sortie, qu'il aura un suivi régulier de sa numération car les traitements peuvent entraîner des chutes importantes de globules blancs et de plaquettes...
Le patient jeune peut être traité essentiellement par saignées ou érythrophérèses jusqu'au retour d'une masse sanguine dans les limites de la normale. Les sujets plus âgés sont traités par chimiothérapie.
La pathologie évolue généralement vers la chronicité.

- **Polyglobulie primitive**
- **Masse globulaire sanguine**
- **Saignée**
- **Phosphore 32**
- **Chronicité**

9 Prendre en charge un patient qui fait une hémorragie

Vous devez savoir faire...

ACTES INFIRMIERS

- En cas d'hémorragie externe, identifier l'urgence, alerter le médecin, réaliser un pansement hémostatique et effectuer, si possible, un point de compression sur un tronc artériel.
- Déceler chez le patient les signes en faveur d'une hémorragie interne et les communiquer immédiatement au médecin.
- Identifier l'hémorragie extériorisée (épistaxis, hématémèse, etc.) et commencer, sur protocole, les soins infirmiers adaptés.
- Établir une relation adéquate face au patient anxieux, impressionné par la vue du sang.
- Réaliser une microhématocrite.
- Transfuser le patient en globules rouges, sur prescription médicale.

...donc vous devez savoir :

CONNAISSANCES REQUISES

- Définir hémorragie, et caractériser l'hémorragie interne, externe, extériorisée.
- Définir pansement hémostatique, point de compression, et expliquer leur intérêt respectif en cas d'hémorragie externe.
- Citer les quatre gros troncs artériels pouvant faire l'objet d'une compression manuelle en cas d'hémorragie.
- Expliquer les étapes de réalisation d'un pansement hémostatique.
- Citer les signes en faveur d'une hémorragie interne.
- Expliciter la conduite à tenir face à un patient présentant des signes d'hémorragie interne.
- Expliciter la conduite à tenir face à un patient faisant une épistaxis, une hématémèse, une rectorragie ou une hématurie.
- Définir la microhématocrite et citer le résultat normal de l'hématocrite, en précisant l'unité.
- Expliquer l'intérêt d'une microhématocrite en attendant les résultats de la NFS réalisée par le laboratoire.
- Citer les étapes de réalisation d'une microhématocrite.

L'HÉMORRAGIE AIGUË

Mécanismes physio-pathologiques

Elle crée une hypovolémie vasculaire aiguë. L'organisme réagit par :

- une vasoconstriction immédiate pour maintenir la vascularisation cérébrale, cardiaque et rénale ;
- un afflux de liquide extravasculaire vers la circulation sanguine dans les heures suivantes ;
- une régénération plus lente des globules rouges perdus, la baisse d'oxygénation des tissus stimulant la production d'hématies par la moelle.

Clinique

En cas d'hémorragie extériorisée brutale et abondante, le patient présente :

- un essoufflement ;
- une grande soif ;
- des vertiges, des bourdonnements d'oreille.

À l'examen on pourra retrouver des signes de choc hypovolémique :

- chute de la pression artérielle ;
- tachycardie, pouls filant ;
- sueurs ;
- aspect marbré de la peau associé à une pâleur.

En cas d'hémorragies peu abondantes mais répétées (sur plusieurs semaines ou mois), il n'existera pas de signes de choc et l'anémie sera d'autant mieux supportée qu'elle s'est installée lentement.

Étiologies

Il existe plusieurs types d'hémorragies aiguës :

- l'hémorragie extériorisée : blessure vasculaire, hémorragie digestive par voie haute ou basse ;
- l'hémorragie non extériorisée : digestive, hémopéritoine, hémothorax, hématome profond, etc. ;
- les hémorragies favorisées par un trouble de la coagulation (hémophilie, anticoagulant, etc.).

Examens complémentaires

Un bilan rapide doit être pratiqué, à la recherche de l'origine du saignement et de son retentissement clinique : interrogatoire, examen clinique, pose de sonde gastrique, réalisation d'un toucher rectal à la recherche d'une hémorragie digestive, radiographie thoracique (hémothorax).

En urgence, il faut effectuer : numération plaquette sanguine, hémostase (TP, TCA, fibrinogène), groupe sanguin, recherche d'agglutinines irrégulières, ionogramme sanguin, urée, créatinine.

Plus tardivement, on pourra apprécier le niveau réel de l'anémie après reconstitution physiologique de la volémie.

Diagnostic médical

L'hémorragie externe vraie ne se retrouve qu'exceptionnellement en hématologie. C'est l'urgence d'emblée.

L'hémorragie interne doit immédiatement être redoutée chez le patient qui présente une thrombopénie sévère (nombre de plaquettes inférieur à 20 000/mm^3), qu'elle soit primitive ou secondaire à la chimiothérapie. Il convient de distinguer l'hémorragie à débit lent de celle à débit rapide et abondant (signes de choc).

L'hémorragie extériorisée est très fréquente. Il peut s'agir d'une épistaxis survenant brutalement ou après que le patient se soit mouché, d'hématémèse ou de rectorragie. Le sang s'écoule par les orifices naturels que sont les narines, la bouche ou l'anus.

Traitement

Si l'hémorragie représente une grande urgence, il faut mettre en place :

- une hospitalisation immédiate ;
- un traitement symptomatique :
  - compression manuelle en cas de brèche vasculaire sur un gros tronc artériel *(Fig. 9)* ;

- pose d'une ou plusieurs voies veineuses ;
- remplissage vasculaire en cas d'état de choc avec des solutés de remplissage colloïdes telles des gélatines mais qui peuvent être à l'origine de réactions allergiques, ex. : Plasmion®, Plasmagel®, Haemacel® ; ou des HEA (Hydroxy - éthyl - amidon) ex. : Hesteril® et Voluven® qui n'entraînent pas de réaction allergique en attendant le groupage sanguin dans l'éventualité de la nécessité de transfuser ;
- oxygène par voie nasale ou au masque à haut débit ;
- transfusion sanguine (si l'anémie est mal supportée ou dangereuse) avec des concentrés globulaires ;
- surveillance rigoureuse : noter pouls, pression artérielle, conscience, diurèse, fréquence respiratoire, pression veineuse centrale si possible, rythme transfusionnel, numération-formule sanguine, hémostase, etc. ;

• un traitement étiologique :
- hémostase locale : hémostatique ou cautérisation en cas d'épistaxis, chirurgie en cas de plaie vasculaire, compression par gonflage de sonde à ballonnet ou sclérose endoscopique en cas de rupture de varices œsophagiennes, etc. ;
- hémostase « générale » : compensation par transfusion sanguine d'un élément déficitaire à l'origine ou en faveur du saignement (concentrés plaquettaires en cas de thrombopénie, facteur VIII en cas d'hémophilie A, etc.).

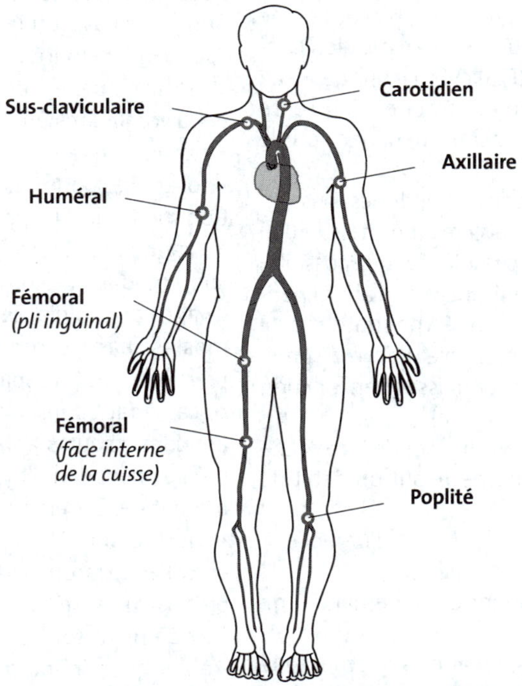

FIG. 9 SITUATION DES POINTS DE COMPRESSION SUR LE CORPS HUMAIN.

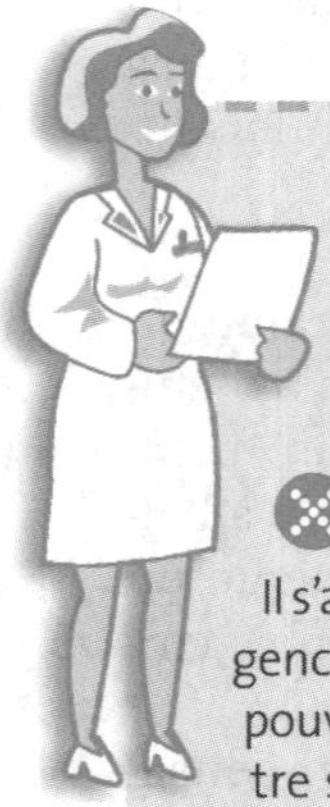

SOINS INFIRMIERS

Soins techniques

Il s'agit dans tous les cas d'identifier l'urgence, de garder la maîtrise de soi pour pouvoir agir vite et de ne pas transmettre son éventuelle anxiété au patient déjà fort inquiet.

Il faut :

• en cas de rupture de gros vaisseaux, comprimer directement avec la paume de la main ou effectuer un point de compression en amont de l'hémorragie contre le plan osseux sous-jacent. Cette technique est efficace immédiatement ;
• si le patient est inconscient ou s'il commence à vomir, prendre la précaution de le positionner sur le côté en position latérale de sécurité (PLS), calé par une des deux jambes repliée en crochet. S'il reste conscient, l'allonger et lui parler pour le rassurer ;
• alerter le médecin et prendre les constantes du patient : pouls, pression artérielle (PA) et fréquence respiratoire dès que possible ;
• poser au patient une voie d'abord périphérique avant que la PA ne chute et qu'il ne devienne impiquable (flacon de grosses molécules de remplissage en fonction du protocole du service) ;
• poser au patient une sonde à oxygène et régler le manomètre sur un débit de 6 L/min ;
• faire rapprocher le chariot d'urgence.

Face à une épistaxis, il faut :

• rassurer le patient et lui demander de s'asseoir ;
• ne pas l'allonger, car cela augmente la pression veineuse et par conséquent l'hémorragie ;
• éviter de basculer la tête en arrière car le sang s'écoulerait dans l'arrière-gorge ;
• lui donner un haricot afin qu'il crache et non qu'il déglutisse ;
• ne pas mettre de tampon de coton dans le nez car la compression serait imparfaite ;
• comprimer la narine qui saigne avec une compresse pliée en quatre ou avec l'index après avoir mis un gant à usage unique ;
• insérer une petite mèche préparée avec le Coalgan®, le Surgicel® ou avec un morceau de coton saupoudré de Thrombase® et continuer à comprimer la narine avec le doigt ;
• lorsque le saignement se tarit, laisser la mèche en place ;
I• prendre les constantes du patient (pouls et pression artérielle) ;
• retirer la mèche 4 à 6 heures après, en ayant pris soin de l'humidifier avec quelques millilitres de sérum physiologique, afin de ne pas lyser le caillot.

Face à une hématémèse, il faut :

• installer le patient en position assise, l'aider à vomir dans un haricot ;
• évaluer la quantité de sang rejetée ;
• poser une sonde gastrique sur prescription médicale. Elle permet de confirmer le diagnostic médical, d'évacuer le sang contenu dans l'estomac, d'effectuer des lavages à l'eau glacée pour assurer l'hémostase par vasoconstriction. Le patient peut être mis en aspiration douce. Dans ce cas, il faut penser à clamper la sonde pendant 2 heures après chaque prise de médicament dans l'hypothèse où un traitement per os serait maintenu ;
• effectuer un bilan rigoureux des entrées et sorties de façon à évaluer avec le plus de précision possible l'ampleur du saignement.

Face à une rectorragie, il faut :

• distinguer l'hémorragie basse à sang rouge du melæna, noirâtre et mal odorant, témoignant d'une hémorragie haute ;
• pallier les pertes sanguines avec des transfusions sur prescription.

Bilan de la situation après l'urgence

L'infirmière réalise un compte rendu écrit détaillé des actes conservatoires ainsi que des constantes et réactions du patient et le transmet au médecin, conformément au décret de compétences de février 2002.

L'infirmière peut être amenée à réaliser une microhématocrite, une fois l'hémorragie terminée, pour évaluer l'importance de l'anémie :

- prélever une goutte de sang en piquant le bout du doigt du patient sur sa partie latérale, avec une aiguille sous-cutanée en évitant de piquer le pouce et l'index pour préserver « la pince » ;
- faire saigner ;
- remplir par capillarité le microtube ;
- centrifuger le sang pendant 10 minutes ;
- lire le pourcentage d'hématocrite correspondant à la proportion de globules rouges contenus dans le plasma ;
- en fonction du résultat, prélever du sang pour réaliser un hémogramme et prévoir, en fonction du taux d'hémoglobine, une transfusion de globules rouges sur prescription médicale.

Certains appareils permettent actuellement d'obtenir l'hématocrite et l'hémoglobine du patient par lecture rapide.

▶ **Choc hypovolémique**

▶ **Points de compression**

▶ **Actes conservatoires**

10 Prendre en charge un patient thrombopénique

Vous devez savoir faire...

ACTES INFIRMIERS

- Identifier les signes de thrombopénie chez le patient.
- Éduquer le patient concernant les mesures d'hygiène de vie et les mesures comportementales eu égard aux risques encourus.
- Adapter les techniques de soins (prise de sang, perfusion, etc.) en tenant compte de la gravité de la thrombopénie.
- Transfuser éventuellement des plaquettes sur prescription médicale.
- Participer à la recherche de l'étiologie de la thrombopénie au moyen d'examens complémentaires.
- Administrer le traitement prescrit.

DIAGNOSTICS INFIRMIERS PRÉVALENTS

- Risque d'accident hémorragique lié à la thrombopénie.

...donc vous devez savoir :

CONNAISSANCES REQUISES

- Caractériser la thrombopoïèse.
- Exposer le rôle d'une plaquette dans l'hémostase.
- Définir la thrombopénie et citer les signes cliniques du syndrome hémorragique.
- Exposer les risques encourus par le patient thrombopénique compte tenu de son taux de plaquettes.
- Citer le taux normal de plaquettes et ses variations pathologiques.
- Citer le résultat normal d'un temps de saignement.
- Expliquer les mesures à respecter quotidiennement chez un patient thrombopénique.
- Citer les soins infirmiers, les médicaments et les actes médicaux proscrits en cas de thrombopénie.
- Expliquer les mesures à prendre avant tout acte invasif.
- Énumérer les examens réalisés chez un patient thrombopénique et présenter leur intérêt respectif.
- Définir le purpura thrombopénique idiopathique.
- Définir la coagulation intravasculaire disséminée (CIVD) et présenter les axes du traitement symptomatique.

LA THROMBOPÉNIE

Définition

On parle de thrombopénie en dessous de 150.10^9 plaquettes/litre. Le risque hémorragique est nettement accentué en dessous de 20 000 plaquettes/mm^3 (20×10^9/l).

En premier lieu, en dehors d'un contexte évident (syndrome hémorragique, chimiothérapie, etc.), il convient d'affirmer la réalité du résultat. Il existe de fausses thrombopénies liées à une agrégation plaquettaire en rapport avec l'anticoagulant contenu dans les tubes de prélèvements (comme l'éthylène-diamine-tétra-acétique ou EDTA) où la lecture automatique par des compteurs électroniques est mise en défaut. Une lecture optique sur lames et un prélèvement sur tube citraté (où les plaquettes ne s'agglutinent plus) confirment la réalité de la thrombopénie.

Clinique

Il s'agit d'évaluer la gravité :

- syndrome hémorragique associé (hémorragies rétiniennes au fond d'œil, bulles hémorragiques buccales, hémorragies viscérales, purpura ecchymotique extensif, etc.) ;
- risques d'hémorragie associée (âge élevé, ulcère gastrique…).

Étiologie et mécanisme

Causes centrales

Les plaquettes étant fabriquées dans la moelle osseuse, organe « central », à partir de cellules nommées mégacaryocytes, un défaut de production de ces dernières cellules entraîne une thrombopénie dans le sang circulant, en « périphérie ».

On distingue :

- les causes congénitales, rares, dans un contexte familial ;
- les causes acquises avec atteinte isolée de la lignée plaquettaire ou associées aux autres lignées (blanche et rouge). Il peut s'agir :
  - d'un envahissement médullaire (leucémie, lymphome, etc.) ;
  - d'une aplasie médullaire (toxique, virale, idiopathique, etc.) ;
  - d'une intoxication alcoolique aiguë ou d'une intoxication médicamenteuse (sulfamide, anti-inflammatoire, etc.) ;
  - d'une carence en vitamines (folates, B12) ;
  - des conséquences d'une chimiothérapie.

Causes périphériques

Elles sont de loin les plus fréquentes, par destruction, consommation, séquestration des plaquettes circulant dans le sang.

On distingue les thrombopénies par :

- destruction immunologique des plaquettes par des anticorps ou des agents viraux :
  - infection virale : VIH (virus de l'immunodéficience humaine), hépatite B ou C, etc. ;
  - mécanisme immuno-allergique : sulfamide, héparine où les complexes antigène (médicaments)/anticorps fixent les plaquettes et les « entraînent » dans leur destruction ;
  - allo-immunisation : incompatibilité fœto-maternelle ;
  - processus auto-immun : auto-anticorps dirigé contre ses propres plaquettes (lupus, lymphome, purpura thrombopénique idiopathique ou PTI) ;
- hyperconsommation des plaquettes :
  - infection grave ;
  - coagulation intravasculaire disséminée (CIVD) qui réalise une consommation des plaquettes et des facteurs de la coagulation par activation de la coagulation dans l'ensemble du système vasculaire, aboutissant à la fois à des phénomènes de thrombose et de saignement de façon diffuse ;

- trouble de la répartition des plaquettes en périphérie :
  - volumineuse rate séquestrant les plaquettes circulantes ;
  - transfusion massive de concentrés de globules rouges diluant les plaquettes.

Diagnostic médical

L'interrogatoire et l'examen précisent les antécédents, recherchent des signes infectieux, une prise médicamenteuse, une consommation alcoolique, une splénomégalie, un syndrome tumoral en faveur d'une leucémie, un lymphome, une grossesse en cours.

La grossesse peut entraîner une thrombopénie modeste (≈ 100 000/mm³) sans conséquence.

Examens complémentaires

L'hémogramme cherche une anémie ou une anomalie quantitative des leucocytes comme éléments d'orientation.

Le bilan d'hémostase recherche une anomalie associée (baisse des facteurs de la coagulation, du fibrinogène, allongement du temps de céphaline kaolin ou TCK, etc.), en faveur d'une CIVD ou autre.

En dehors d'un contexte évident, la ponction sternale précise l'origine centrale de l'affection en cas d'absence de mégacaryocytes, ou au contraire son origine périphérique en leur présence.

Traitement

Le traitement est étiologique (arrêt d'un médicament jugé responsable, sevrage alcoolique, etc.), corticothérapie éventuelle dans un contexte immunologique (purpura thrombopénique idiopathique).

Il est procédé à une transfusion de concentrés plaquettaires lors des thrombopénies centrales :

- en cas de syndrome hémorragique grave ;
- en cas de thrombopénie inférieure à 20 000/mm³.

Les transfusions de concentrés plaquettaires sont inutiles car inefficaces dans les thrombopénies périphériques (les plaquettes transfusées étant très rapidement détruites).

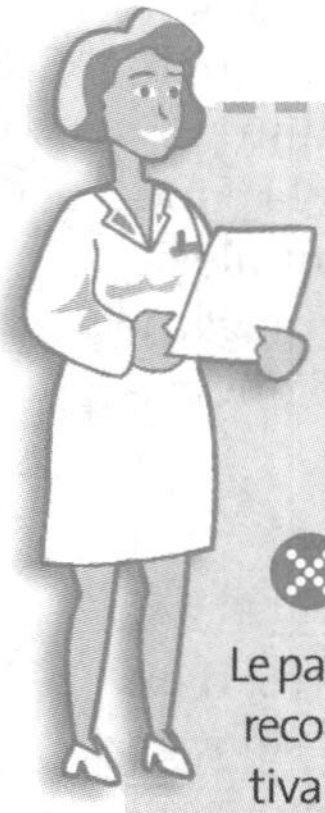

SOINS INFIRMIERS

Accueil

Le patient thrombopénique est facilement reconnaissable à ses hémorragies conjonctivales (yeux rouges), à ses ecchymoses sur les membres supérieurs et inférieurs. Il arrive généralement sur un brancard. L'infirmière l'installe aussitôt dans la chambre qui lui est réservée et lui demande de rester alité, en raison du risque élevé d'hémorragies cérébro-méningées chez les patients présentant une thrombopénie grave (nombre de plaquettes inférieur à 10 000/mm^3). On peut également observer des thrombopénies secondaires chez les patients déjà hospitalisés traités par antimitotiques.

Soins techniques

L'infirmière évalue le degré de gravité de la thrombopénie et adopte les attitudes pratiques adéquates.

Évaluation du degré de gravité

La gravité de la thrombopénie s'évalue en fonction de :
• l'état cutané du patient (étendue du purpura et des pétéchies) et l'état des muqueuses (existence de gingivorragies et d'hémorragies au niveau du voile du palais) ;
• la survenue d'éventuels saignements extériorisés : rectorragie, méléna, épistaxis (en particulier ménorragies ou métrorragies chez la femme jeune).
• la numération sanguine avec comptage des plaquettes est faite en urgence et les résultats sont récupérés dans l'heure qui suit.
Que la thrombopénie soit sévère ou grave, une transfusion de plaquettes est envisagée dès qu'il existe une notion de saignement.
Prévoir la réalisation d'un fond d'œil sur prescription.

Attitudes et soins techniques

Lors des prélèvements sanguins, éviter de laisser le garrot trop longtemps en place pour limiter la survenue de pétéchies en aval et à l'emplacement du garrot ; prendre une aiguille de fin calibre, afin de limiter la brèche vasculaire.
Dans les soins au quotidien, l'infirmière ne doit jamais :
• faire d'injection intramusculaire, car il existe un risque d'hématome profond ;
• participer à des examens traumatiques pour le patient (fibroscopie gastrique, lavage broncho-alvéolaire, ponction d'ascite, pose de cathéter veineux central, etc.) sans avoir auparavant pris la précaution de transfuser des plaquettes au patient ;
• administrer des antipyrétiques sans prescription médicale, même des médicaments pouvant paraître anodins, tel l'aspirine. En effet, ce dernier est un antiagrégant plaquettaire, qui pourrait inactiver les rares plaquettes circulantes ;
• quitter la chambre d'un patient après un prélèvement sanguin ou la pose d'une perfusion, sans s'assurer de la coagulation sanguine au point de ponction.
Le traitement de la thrombopénie est avant tout substitutif.
La NFS avec comptage des plaquettes est réalisée quotidiennement.
Une mesure du temps de saignement, ou TS, peut être pratiquée.

Surveillance clinique

Elle porte sur :
• l'état de conscience du patient, afin de détecter précocement une hémorragie cérébro-méningée en cas de thrombopénie

grave (agitation, confusion, perte de connaissance, etc.). Dans ce cas, alerter immédiatement le médecin, prévoir de nouveau un fond d'œil, une transfusion de plaquettes, un éventuel scanner ;
- les saignements extériorisés (survenue d'une épistaxis) ;
- les constantes du patient : une diminution de la pression artérielle et une accélération du pouls peuvent en effet évoquer une hémorragie interne.

Soins éducatifs

Ils portent sur les points suivants :
- encourager le patient à rester allongé et à ne pas se lever inutilement ;
- lui recommander de prendre garde à ne pas se cogner, ni se couper ;
- opter pour un rasage électrique moins traumatique que le manuel ;
- ne plus se brosser les dents, mais réaliser plusieurs fois par jour des bains de bouche (ou utiliser des brosses à dents adaptées) ;
- ne prendre aucun traitement sans en référer au médecin ;
- signaler la survenue de tout saignement.

▶ Syndrome hémorragique
▶ Transfusion de plaquettes
▶ Gestes proscrits
▶ Éducation préventive

11 Prendre en charge un patient présentant un déficit immunitaire

Vous devez savoir faire...

ACTES INFIRMIERS

- Repérer chez le patient d'éventuels signes d'infection et les communiquer au médecin.
- Mettre en œuvre les mesures d'isolement et d'asepsie rigoureuse permettant de limiter le risque infectieux.
- Appliquer le traitement antibiotique éventuel ou le traitement par immunoglobulines.
- Informer le patient immunodéprimé ainsi que sa famille des mesures prises à son égard.
- Réaliser une NFS, une intradermo-réaction, des dosages immunologiques, en apprécier les résultats et en référer au médecin.

...donc vous devez savoir :

CONNAISSANCES REQUISES

- Caractériser l'immunité cellulaire et humorale.
- Définir le déficit immunitaire.
- Citer les signes cliniques du syndrome infectieux.
- Présenter deux causes de déficit immunitaire secondaire en hématologie.
- Expliquer les mesures à prendre à l'égard du patient immunodéprimé.
- Citer les grandes classes d'antibiotiques.
- Expliquer la surveillance biologique et clinique d'un patient sous antibiothérapie.
- Présenter les modalités d'administration d'un traitement par antibiotiques.
- Expliquer les mesures d'hygiène à respecter chez le patient immunodéprimé.
- Expliquer l'intérêt des dosages immunologiques.
- Exposer le but et l'intérêt d'une intradermo-réaction en cas de déficit immunitaire.
- Indiquer les perturbations possibles de la NFS dans le cas de déficit immunitaire secondaire.

Les déficits immunitaires

Le Sida ne sera pas abordé dans ce chapitre.

Définition

Les déficits immunitaires (DI) provoquent une défaillance dans une ou plusieurs parties de notre système de défense contre des structures étrangères à notre organisme, à savoir les microbes, les toxines, mais aussi les cellules cancéreuses ou encore les greffes d'organes.

Étiologie

Il faut distinguer :

- les déficits immunitaires primitifs qui sont rares et le plus souvent congénitaux et héréditaires ;
- les déficits immunitaires acquis, en raison d'une maladie particulière ou d'un traitement, qui sont beaucoup plus nombreux que les précédents. La maladie de Hodgkin (où il existe un déficit de l'immunité cellulaire) ou le myélome (maladie maligne de la lignée lymphocytaire où il existe une baisse du taux des anticorps) peuvent conduire à des déficits immunitaires acquis.

Signes cliniques

Ce sont des infections à répétition liées à :

- des germes responsables d'infections banales, y compris chez les personnes non immunodéprimées ; mais ces infections peuvent revêtir un aspect plus grave et être difficiles à traiter ;
- des germes habituellement non responsables d'infections chez des personnes non immunodéprimées ; on parle alors d'infections opportunistes (pneumocytose, infection grave par le cytomégalovirus, etc.).

Diagnostic médical

L'interrogatoire précise l'âge, l'ancienneté, le siège des infections, leur caractère familial, leur fréquence, les antécédents médicaux personnels et familiaux, la prise de médicaments. Il permet d'orienter vers le caractère primitif ou secondaire du déficit immunitaire. Le médecin s'informe également sur les facteurs de risque de l'infection par le VIH. L'examen recherche la fièvre, des foyers infectieux, des signes évoquant une maladie hématologique (ganglions, par exemple), une altération de l'état général.

Examens complémentaires

Un bilan minimal vise à déceler une anomalie biologique à l'origine des troubles :

- numération-formule sanguine : recherche d'une baisse du taux de globules blancs (baisse des lymphocytes ou des polynucléaires) ;
- dosage des anticorps sanguins : abaissés ou effondrés en cas de déficit de l'immunité humorale (primitive ou secondaire) ;
- intradermo-réaction qui consiste à injecter sous la peau un antigène particulier et à constater 48 à 72 heures plus tard s'il existe une induration locale, témoignage du bon fonctionnement de l'immunité cellulaire ;
- sérologie VIH ;
- typage des différents lymphocytes sanguins.

Traitement

Suivant l'origine, la gravité des troubles, le terrain sur lesquels ils surviennent, la stratégie thérapeutique varie d'une simple surveillance avec traitement au « coup par coup » des infections qui surviennent, jusqu'aux mesures extrêmes avec isolement du patient en milieu stérile (bulle stérile, chambre à flux laminaire), antibiothérapie au long cours à titre préventif, perfusion régulière d'anticorps (immunoglobulines), greffe de moelle dans certains cas, voire thérapie génique expérimentale.

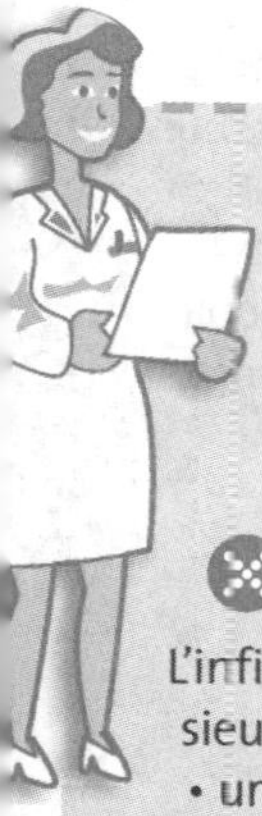

Soins infirmiers

Accueil

L'infirmière peut se trouver face à plusieurs situations :

- un patient vu en consultation se présente pour être hospitalisé en raison d'une suspicion de déficit immunitaire ;
- un patient suivi pour une pathologie déjà connue arrive pour recevoir une cure de chimiothérapie immunosuppressive ;
- un patient, connu du service, revient de son domicile pour une aplasie fébrile.

Dans tous les cas, l'infirmière installe impérativement le patient en chambre seule et l'aide en tenant compte de son degré d'autonomie.

Elle recueille des informations concernant son état général : fièvre, altération de l'état général, toux persistante, douleurs, diarrhées, éruption cutanée, etc.

Elle avertit le patient que des mesures d'isolement sont prises pour limiter le risque infectieux.

Soins techniques

Mesures d'isolement

Il s'agit :

- d'apposer sur la porte de la chambre une pancarte « Isolement protecteur » ;
- de disposer à l'entrée de la chambre le matériel à usage unique (masques, charlottes, surchaussures, casaque à manches longues, etc.), une poubelle et un flacon de solution pour friction hydro-alcoolique des mains type stérilium®, manugel®... ;
- de signaler que toute personne entrant dans la chambre doit se laver systématiquement les mains ou les passer au Stérilium®, porter une surblouse, un masque, des surchaussures, une charlotte, des gants.

Dans le cas d'un déficit immunitaire sévère, les patients sont placés en chambre à flux d'air laminaire. Les précautions à prendre sont identiques à celles décrites dans le chapitre concernant les allogreffes de moelle.

Prise des constantes

Il s'agit de surveiller la température, le pouls et la pression artérielle. Le tensiomètre, le stéthoscope et le thermomètre sont individuels et restent dans la chambre du patient. Si celui-ci est hyperthermique, hypothermique (température inférieure à 36,5 °C) ou s'il frissonne, effectuer trois hémocultures sur prescription ou selon le protocole médical.

Si le patient est porteur d'un cathéter veineux central à émergence cutanée, s'assurer que le point de ponction n'est pas enflammé, que la peau et les muqueuses sont saines et exemptes de lésions.

Administration d'immunoglobulines

Dans les déficits immunitaires, le traitement peut consister en l'administration d'immunoglobulines. Celles-ci sont prescrites à la dose de 0,2 à 1 g/kg. Ce produit, délivré par la pharmacie de l'hôpital, se conserve au réfrigérateur et se présente sous forme de produit lyophilisé. Il doit être reconstitué immédiatement avant son utilisation et s'administre par voie parentérale. Chaque flacon d'une contenance de 100 mL est perfusé en 1 heure et les flacons passés les uns derrière les autres. Certaines réactions telles que des frissons peuvent être observées. Dans ce cas, il convient de ralentir le débit du produit et d'administrer au besoin des corticoïdes sur prescription médicale.

L'application de ces traitements fait l'objet d'un compte rendu détaillé dans le dossier de soins du patient.

Polyantibiothérapie

Dans le cas particulier de l'aplasie fébrile, le patient est mis sous polyantibiothérapie. L'infirmière surveille l'efficacité du traitement par la baisse de la température, la réduction des signes cliniques, tels que la toux ou les brûlures mictionnelles.

Prélèvements sanguins, bactériologiques, mycologiques

En plus des prélèvements sanguins effectués plusieurs fois par semaine, une radiographie pulmonaire hebdomadaire, des prélèvements locaux systématiques bactériologiques, mycologiques, viraux au niveau de la bouche/gorge et des urines en particulier sont effectués afin de détecter une infection à un stade infraclinique.

Administration d'antifongiques, d'antiviraux

Face à un patient présentant un déficit immunitaire profond, une prescription d'antiviraux, d'antifongiques *(voir chapitres 29 et 30)*, et une décontamination digestive peuvent être proposées à titre préventif.

Organisation des soins (diminuer les entrées dans la chambre du patient)

Les patients infectés et les patients immunodéprimés ne doivent pas, si possible, être pris en charge par la même personne.
L'entretien de la chambre du patient doit être réalisé en début de programme journalier.
Se laver les mains avec du Clyvon® ou de l'Hibiscrub® avant et après chaque soin, afin d'éviter les infections manuportées.
Utiliser la hotte à flux laminaire pour préparer les perfusions.
Utiliser des compresses bétadinées stériles pour manipuler les robinets des perfusions du patient. Si le patient est porteur d'un cathéter central, manipuler avec des gants stériles et refaire le pansement avec changement des prolongateurs deux fois par semaine. Les antiseptiques sont utilisés de préférence en petit conditionnement.
Si le patient doit obligatoirement se rendre à un examen en dehors du service, planifier le rendez-vous avec l'opérateur et le retour pour que le patient n'attende pas (le patient doit porter un masque).
En cas de transfusion, utiliser des produits sanguins irradiés pour réduire les risques de GVH *(cf. p. 32)*

Soins relationnels et éducatifs

Mesures d'isolement

Il est important d'expliquer au patient ainsi qu'à sa famille les mesures prises par le personnel soignant concernant l'isolement afin que ces dernières soient comprises et acceptées. Il est également nécessaire d'expliquer brièvement le mécanisme de l'infection et le rôle des globules blancs.
L'infirmière conseille au patient de limiter ses visites à deux personnes à chaque fois.

Hygiène corporelle et alimentaire

L'infirmière informe le patient de l'importance d'une hygiène quotidienne rigoureuse et du changement fréquent de ses vêtements.
Elle lui précise également l'importance d'une alimentation équilibrée malgré les contraintes de son caractère semi-stérile. Les plats sont consommés chauds, cuits pendant 20 minutes à 250 °C, les fruits sont lavés et épluchés, les laitages et fromages en portions sont autorisés. Les crudités, pâtisseries, charcuteries, fruits de mer, aliments crus sont exclus. L'eau minérale est autorisée.

- **Isolement protecteur**
- **Immunoglobulines**
- **Polyantibiothérapie**
- **Prélèvements bactériologiques**
- **Hygiène corporelle**
- **Alimentation semi-stérile**

NOTES

12 Prendre en charge un patient hospitalisé pour un lymphome malin

Vous devez savoir faire...

ACTES INFIRMIERS

- Identifier, lors d'un entretien avec le patient, la genèse de la maladie.
- Informer le patient de l'intérêt des différents examens pratiqués dans le cadre du bilan d'extension et faire le point des explorations réalisées.
- Assister le médecin lors de l'adénogramme ou de la cytoponction.
- Préparer le patient en vue d'une biopsie ganglionnaire éventuelle.
- Mettre en œuvre les traitements chimiothérapiques et/ou radiothérapiques.

DIAGNOSTICS INFIRMIERS PRÉVALENTS

- Anxiété liée à la survenue de ganglions.
- Fatigue liée à l'altération progressive de l'état général.

...donc vous devez savoir :

CONNAISSANCES REQUISES

- Caractériser les cellules lymphoïdes.
- Définir la maladie de Hodgkin et le lymphome non hodgkinien (LNH).
- Présenter une classification du LNH.
- Expliciter la classification de Ann Arbor concernant la maladie de Hodgkin.
- Présenter les circonstances de la découverte de la maladie.
- Donner les composants du bilan d'extension chez le patient présentant un lymphome.
- Expliquer les facteurs influençant le pronostic de la maladie.
- Citer les principales données biologiques qui permettent d'apprécier l'évolutivité de la maladie.

LE LYMPHOME MALIN NON HODGKINIEN

Définition

Le lymphome malin non hodgkinien (LNH) est une prolifération maligne de cellules de la lignée lymphocytaire débutant dans les organes lymphoïdes (ganglions, rate...) et pouvant envahir la moelle osseuse et d'autres viscères. Le type histologique du ganglion, la taille des cellules, le niveau de maturation cellulaire, l'architecture du ganglion sont autant d'éléments qui rendent très polymorphes l'ensemble des différents lymphomes, tant au niveau de leur présentation clinique et biologique que de leur prise en charge thérapeutique et de leur pronostic. On distingue les lymphomes malins non hodgkiniens de faible malignité, de malignité intermédiaire et de grande malignité.

Épidémiologie

Les lymphomes malins non hodgkiniens de faible malignité représentent environ 30 % des lymphomes et leur fréquence augmente avec l'âge.

Les lymphomes malins non hodgkiniens de malignité intermédiaire et de grande malignité peuvent survenir à tout âge.

Caractéristiques

Les lymphomes malins non hodgkiniens de faible malignité

Présentation le plus souvent disséminée d'emblée (plusieurs territoires ganglionnaires, moelle osseuse, viscères, etc.). Il s'agit pour l'essentiel de précurseur de la lignée des lymphoïdes B. L'évolution sans traitement est lente (plusieurs années), le plus souvent sans manifestation générale. Les réponses aux thérapeutiques initiales, mono- ou polychimiothérapie en cures discontinues associées ou non à des anticorps monoclonaux anti-lymphocyte B (Mabthera®) sont généralement bonnes. Les rechutes sont extrêmement fréquentes mais longtemps sensibles aux traitements. La durée de survie est relativement longue avec des moyennes proches de 10 ans.

Les lymphomes malins non hodgkiniens de malignité intermédiaire et de grande malignité

L'évolution est plus rapide avec de possibles manifestations générales (amaigrissement, fièvre, signes compressifs rapides, etc.).

La fréquence des atteintes neurologiques est élevée pour certains d'entre eux (lymphomes lymphoblastiques).

Les formes sont dans l'ensemble chimiosensibles.

Les rechutes sont précoces et l'évolution vers l'issue fatale est alors rapide.

Quelques formes cliniques particulières et pronostic

➔ ***Lymphome de Burkitt :*** il réalise volontiers de volumineuses masses abdominales avec grand syndrome de lyse biologique. Une fois le cap initial passé, le pronostic est plutôt favorable.

➔ ***Lymphomes liés au VIH :*** ceux survenant à un stade précoce de l'infection, chez des patients moyennement immunodéprimés, peuvent bénéficier de traitements intensifs avec succès. À un stade plus avancé de l'infection, l'espérance de vie est alors plus faible.

Clinique

Les adénopathies superficielles sont constituées tantôt de ganglions fermes, mobiles, indolores, disséminés, tantôt de ganglions sensibles, plus isolés, compressifs (au niveau du petit bassin avec trou-

ble urinaire et constipation, au niveau médiastinal avec dyspnée, dysphagie, œdème du cou, etc.).
Perte de poids, sueurs nocturnes, fièvre, atteinte cutanée, hépato-splénomégalie, atteinte digestive, ORL, etc peuvent être retrouvés.

Diagnostic médical

L'adénogramme, par une ponction à l'aiguille, permet d'aspirer des cellules dont l'analyse peut orienter le diagnostic.
C'est la biopsie ganglionnaire qui pose le diagnostic de lymphome malin non hodgkinien et son type. Le diagnostic peut être porté lors de la biopsie d'un autre organe (moelle osseuse, foie, peau, etc.).

Examens complémentaires

Le bilan d'extension comprend :
- un examen ORL ;
- une radiographie thoracique ;
- un scanner thoracique et abdomino-pelvien ;
- une biopsie ostéo-médullaire ;
- une ponction lombaire à la recherche d'une atteinte méningée (selon le type de lymphome) ;
- un bilan biologique hépatique (phosphatases alcalines, transaminases, etc.) et osseux (calcium, phosphore).

D'autres examens peuvent être demandés selon les points d'appel (scintigraphie osseuse, fibroscopie gastrique, etc.).
Le Pet Scanner,de plus en plus demandé, est en cours d'évaluation.

Bilan d'évolutivité et marqueur tumoral biologique

Syndrome inflammatoire recherché en mesurant la vitesse de sédimentation et le taux de fibrinogène (ce dernier s'élève en cas d'inflammation).
Marqueurs tumoraux : lacticodéshydrogénases (LDH), bêta-2-microglobuline, etc.

Facteurs pronostiques défavorables :
- âge > 60 ans ;
- altération de l'état général ;
- stade étendu du lymphome ;
- taux sérique élevé de LDH ;
- anémie.

Bilan complémentaire

Typage immunologique du lymphome : usage de marqueurs sur la pièce histologique, grâce à des anticorps monoclonaux afin de typer la nature de la différenciation lymphoïde du lymphome malin non hodgkinien (différenciation T ou B).
Caryotype : dans certains cas, il est utile de rechercher des anomalies chromosomiques au niveau des cellules lymphomateuses.
Bilan viral : certains virus peuvent être impliqués dans la genèse de certains lymphomes malins non hodgkiniens : VIH, HTLV-1, virus d'Epstein-Barr dont les sérologies seront systématiquement demandées.
Bilan standard préchimiothérapie : évaluation de l'état général (score de Karnofsky), recherche d'un syndrome de lyse cellulaire tumorale (hyperuricémie, hypocalcémie, hyperphosphorémie, élévation des LDH, insuffisance rénale, etc.), ECG, échographie cardiaque, glycémie, etc.

Traitement

Il repose essentiellement sur la chimiothérapie et, dans certains cas, la perfusion d'anticorps monoclonaux antilymphocyte B (Mabthera® : anti-CD20) et, à un moindre degré, sur la radiothérapie.
Le choix du traitement dépend du terrain (âge du patient, antécédents, tares

associées), du type précis de lymphome malin non hodgkinien, des protocoles des services.

Pour les lymphomes malins non hodgkiniens de faible malignité : soit une monochimiothérapie orale en continu (chloraminophène, par exemple), soit des protocoles de polychimiothérapie intraveineuse en cures discontinues volontiers associés à des perfusions d'anticorps anti-lymphocytes B (Mabthera®). Ces thérapeutiques se déroulent en ambulatoire ou en hôpital de jour.

Pour les lymphomes malins non hodgkiniens de grande malignité et les formes de faible malignité récidivantes ou chimiorésistantes : polychimiothérapies plus fortes associées au Mabthera® pour les LNH-B.

Face à l'échec de ces thérapeutiques, une auto- ou allogreffe de moelle peut être proposée.

Certains lymphomes malins non hodgkiniens à risque de localisation neurologique font l'objet d'une prophylaxie par injection intrathécale de chimiothérapie.

La maladie de Hodgkin

Définition

C'est le plus fréquent des lymphomes. Il affecte principalement l'adulte jeune, mais peut se rencontrer à tout âge. Son pronostic est globalement supérieur à celui de l'ensemble des lymphomes malins non hodgkiniens, avec plus de 80 % de guérison pour les formes peu étendues.

Caractéristiques

La maladie de Hodgkin se distingue des autres lymphomes par :

- une atteinte ganglionnaire initialement isolée qui s'étend de proche en proche ;
- la présence d'une population de cellules malignes particulières nommées cellules de Sternberg au sein des ganglions pathologiques ;
- une atteinte de la moelle osseuse, plus rare ;
- un pronostic davantage attaché à l'extension de la maladie qu'à son aspect histologique.

Classification de Ann Arbor

Stade I : une aire ganglionnaire atteinte.
Stade II : ≥ deux aires ganglionnaires atteintes d'un même côté du diaphragme.
Stade III : aires ganglionnaires atteintes de part et d'autre du diaphragme.
Stade IV : atteinte viscérale (foie, moelle osseuse…).

Les méthodes diagnostiques et le bilan sont sensiblement les mêmes que ceux des lymphomes malins non hodgkiniens.

Traitement

Le traitement repose sur des cures de polychimiothérapies séquentielles suivies ou non de radiothérapie sur les zones lymphoïdes (irradiation en mantelet sur le thorax et en Y inversé sur l'abdomen).

Les cas réfractaires font l'objet d'intensification thérapeutique avec autogreffe dont l'intérêt est en cours d'évaluation.

Chez les patients jeunes, il faut proposer une congélation de sperme ou d'embryon avant de débuter un traitement potentiellement stérilisant (également valable pour les LNH).

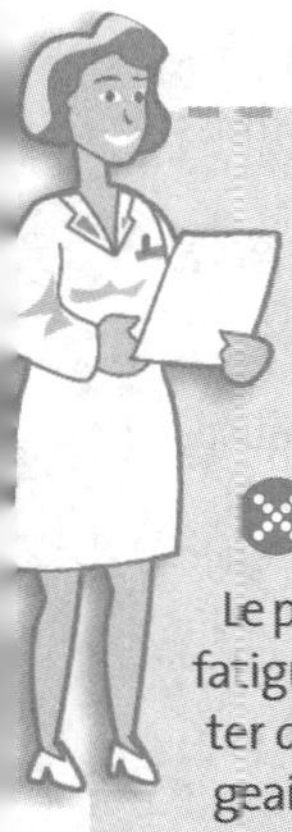

SOINS INFIRMIERS

Accueil

Le patient arrive dans le service, souvent fatigué, amaigri et fébrile ; il peut présenter des douleurs diffuses et des démangeaisons. Lors de l'installation, l'infirmière peut remarquer une polymacro-adénopathie, avec des ganglions parfois symétriques, souvent volumineux, pouvant être localisés autour du cou.

Soins techniques

Examens sanguins et exploration des ganglions

Le bilan comprend tout d'abord des examens sanguins (NFS-plaquettes, sérologies virales) et biopsie de moelle, un adénogramme et une biopsie du territoire ganglionnaire atteint. Le caryotype sur les cellules des ganglions est de grande utilité pour préciser le diagnostic, envisager le pronostic et assurer le suivi du traitement et du patient. L'infirmière prend les rendez-vous nécessaires pour les différents examens, prépare le patient à l'examen et effectue une surveillance spécifique à son retour.

Administration du traitement par chimiothérapie

Avant de débuter l'administration des traitements, on procède à la pose d'un cathéter à émergence cutanée ou à chambre implantable. Les traitements sous forme de polychimiothérapies sont administrés au moyen de cet abord veineux sur plusieurs mois, faisant alterner les thérapeutiques pour éviter les résistances. Chez le patient présentant des formes localisées, la radiothérapie peut être proposée.

Traitement par radiothérapie

Les rayonnements ionisants sont utilisés après la chimiothérapie pour les stades I et II. Le patient reçoit une forte dose totale de rayons en tout (20 à 36 Grey). Il est irradié sur un territoire très précis, défini par dosimétrie et matérialisé par marquage sur la peau ou par tatouage. Il reçoit cinq jours par semaine et chaque jour au maximum 2 Grey jusqu'à ce que la dose prescrite soit atteinte. Le patient est informé, qu'il doit laver sa peau avec de l'eau et du savon de marseille. Se sécher par tamponnement. Il veille à ne pas effacer les marques qui servent de repères aux manipulateurs de radiothérapie. Ne rien appliquer d'autre sur sa peau que de la crème hydratante, de type pâte à l'eau, après les séances. Ne pas utiliser de parfum ou de solution alcoolisée sur les zones qui sont irradiées. Porter des vêtements amples en coton ou en soie afin de ne pas irriter la peau.

Des complications à plus ou moins long terme peuvent apparaître malgré les précautions prises lors des séances de radiothérapie et sont dépendantes des territoires qui ont été irradiés. Il apparaît une fibrose des organes, des tissus qui étaient dans le champ traité. Le traitement est symptomatique (atteinte du cœur, de la thyroïde...).

Soins relationnels

À l'annonce du diagnostic, l'infirmière informe le patient et son entourage pour diminuer l'anxiété. Elle explique les traitements (chimiothérapie, facteurs de croissance, anticorps monoclonaux, etc.), les examens, leur but et leur déroulement, en particulier pour les examens invasifs.

Entre deux cures, le patient quitte l'hôpital. Au terme de sa première hospitalisation, il faut donc :

• lui expliquer ce qu'est l'aplasie et le rôle des éléments figurés du sang : hématies, leucocytes et thrombocytes ;
• lui conseiller de surveiller sa température, d'effectuer les hémogrammes prescrits et de transmettre les résultats sans délai à son médecin traitant ou au service, pour assurer son suivi ;
• lui conseiller de consulter devant tout signe d'alerte : fièvre élevée ou survenue de frissons, toux persistante, diarrhée, brûlures mictionnelles et saignement au niveau du nez, des gencives, et de ne prendre aucun médicament de sa propre initiative (aspirine, anti-inflammatoires, par exemple) ;
• lui conseiller de faire effectuer une numération-formule sanguine en cas de saignement et de transmettre les résultats à son médecin ;
• lui expliquer l'ordonnance de sortie et insister sur l'importance de ne pas interrompre le traitement prescrit.

L'infirmière explique au patient les règles de vie suivantes à respecter :
• éviter la foule et les lieux publics (métro, grands magasins, etc.) ;
• éviter le contact avec les animaux domestiques et les enfants en bas âge ;
• avoir une alimentation semi-stérile (plats mijotés, fromages en portions, fruits épluchés) ;
• ne pas se faire vacciner ou subir une extraction dentaire pendant la période d'aplasie ;
• avoir une hygiène corporelle rigoureuse ;
• prendre soin du cathéter veineux central et veiller à ce qu'il soit en permanence recouvert d'un pansement occlusif, surtout s'il est à émergence cutanée ;
• porter sur soi sa carte de groupe sanguin en permanence.

Si une autogreffe est envisagée, il convient d'éduquer le patient lors d'une de ses cures et lui expliquer notamment le principe de l'autogreffe.

- **Biopsie ganglionnaire**
- **Degré de malignité**
- **Marqueurs tumoraux**
- **Chimiothérapie**
- **Radiothérapie**
- **Autogreffe**

NOTES

13 Prendre en charge un patient hospitalisé pour un myélome ou maladie de Kahler

Vous devez savoir faire...

ACTES INFIRMIERS

- Repérer chez le patient les signes cliniques du myélome.
- Identifier sur la NFS la présence d'éléments spécifiques.
- Assister le médecin lors du myélogramme.
- Pratiquer les examens biologiques (VS, bilan phosphocalcique, électrophorèse du sang) et repérer les éléments en faveur d'un myélome.
- Prendre en compte la douleur.
- Expliquer au patient ce que sont les paresthésies et lui indiquer les mesures à prendre pour limiter les traumatismes.
- Détecter précocement tout signe de déshydratation et/ou d'insuffisance rénale.
- Mettre en œuvre les traitements par chimiothérapie et/ou radiothérapie.

DIAGNOSTICS INFIRMIERS PRÉVALENTS

- Douleurs dues aux atteintes osseuses.
- Altération de la mobilité physique liée à la douleur.

...donc vous devez savoir :

CONNAISSANCES REQUISES

- Caractériser le plasmocyte.
- Expliquer son rôle dans la production d'immunoglobulines.
- Définir la maladie de Kahler, ou myélome, et en préciser les différents signes cliniques.
- Définir les « rouleaux » et expliquer leur présence dans le sang.
- Expliquer l'intérêt des différents examens composant le bilan d'un myélome et présenter les principales perturbations biologiques.
- Énoncer les conseils à donner à un patient pour limiter les traumatismes et les fractures.
- Citer les signes cliniques et biologiques en faveur d'une insuffisance rénale et d'une déshydratation.

Le myélome multiple ou maladie de Kahler

Définition

Le myélome est une prolifération maligne principalement médullaire de plasmocytes qui sécrètent une immunoglobuline (Ig) monoclonale. Les plasmocytes constituent une variété de globules blancs, à savoir des lymphocytes B, à un stade avancé de maturation, dont la fonction est de produire les anticorps (ou immunoglobulines).

Les plasmocytes tumoraux stimulent l'activité d'ostéolyse des ostéoclastes (cellules chargées de la résorption de l'os) entraînant une destruction osseuse et une élévation du taux de calcium dans le sang.

L'immunoglobuline synthétisée en excès est de structure normale ; elle est monoclonale (issue d'un seul clone de plasmocytes) et peut entraîner :

- une hyperviscosité sanguine ;
- une baisse des autres anticorps (à l'origine des complications infectieuses) ;
- une altération de la fonction rénale.

Épidémiologie

Il atteint généralement un sujet qui a dépassé la soixantaine.

Clinique

Le début est généralement progressif ; les circonstances de découverte peuvent alors être des douleurs osseuses, une altération de l'état général, une anémie ou une infection.

Diagnostic médical

Outre les éléments cliniques, le diagnostic repose sur différents bilans.

Examens complémentaires

Bilan sanguin

L'accélération considérable de la vitesse de sédimentation (parfois supérieure à 100), en raison de l'excès de protéines (représenté par les immunoglobulines), est régulièrement observée.

Une anémie, la présence de globules rouges en rouleaux sur un frottis sanguin sont également mises en évidence. L'excès d'immunoglobulines lie les globules rouges entre eux ; ils s'entassent alors en pile d'assiettes, à l'origine d'un aspect dit en rouleaux.

Un pic étroit et élevé dans la zone des gammaglobulines correspondant à l'immunoglobuline monoclonale présente en quantité exagérée peut être observé sur l'électrophorèse des protides (EPP), ainsi que la baisse des autres anticorps ; une immunoélectrophorèse confirme le caractère monoclonal de l'immunoglobuline.

Ponction sternale

L'étude de la moelle montre une infiltration de plasmocytes dysmorphiques supérieure à 10 %. Cependant, un myélogramme normal n'élimine pas le diagnostic car l'atteinte n'est pas nécessairement diffuse. Un caryotype effectué sur les plasmocytes tumoraux recherche des anomalies chromosomiques.

Bilan radiologique

Les clichés du squelette entier montrent soit un os normal, soit la présence de petits « trous », nommés géodes, disséminés sur le crâne, le bassin, les os longs, ou encore une déminéralisation diffuse à l'origine d'un aspect « radio transparent » des vertèbres ou des côtes.

Bilan urinaire et recherche d'une protéinurie avec électrophorèse

Bilan pronostique

Dosage de la bêta-2-microglobuline sérique (fabriquée par les lymphocytes) : reflet de la masse tumorale.

Dosage de la protéine C réactive (CRP) : reflet de l'activité tumorale.

Ces éléments permettent d'établir un pronostic selon le taux et la variété de l'immunoglobuline, de la calcémie, de la protéinurie, du taux d'hémoglobine, de l'atteinte osseuse. On parle ainsi de myélome à faible, intermédiaire ou forte masse tumorale ; l'altération de la fonction rénale et l'élévation de la bêta-2-microglobuline, la présence de certaines anomalies chromosomiques ainsi que la baisse du taux sérique d'albumine constituent également des éléments pronostiques importants.

Complications

Complications rénales : fréquentes, elles sont de pronostic défavorable et multifactorielles, liées à des chaînes légères d'immunoglobulines venant obstruer les tubules rénaux. L'excès de calcium ou d'acide urique peut aussi contribuer à l'atteinte rénale.

Cela contre-indique tous les examens complémentaires avec injection de produits radio-opaque à base d'iode.

Complications osseuses : tassement vertébraux, fractures.

Complications neurologiques : paraplégie par compression de la moelle épinière en raison d'un tassement osseux.

Infections liées à la baisse des autres anticorps.

Hypercalcémie aiguë : trouble de la conscience, trouble digestif, polyurie, déshydratation (perte de poids, soif, langue rôtie, pli cutané).

Hémorragies : thrombopénie par insuffisance médullaire ; de plus l'immunoglobuline monoclonale peut gêner la coagulation normale.

Syndrome d'hyperviscosité : somnolence, céphalée, flou visuel et trouble hémorragique.

Insuffisance médullaire : anémie, thrombopénie, leucopénie.

Traitement

Traitement du myélome

On dispose de monochimiothérapies (alkéran, corticoïdes) et de polychimiothérapies utilisant diversement les anthracyclines, la vincristine, le melphalan, des corticoïdes, etc., en cures séquentielles.

Certaines formes agressives, chez des patients jeunes (< 65 ans), peuvent faire l'objet d'une intensification thérapeutique par autogreffe ou allogreffe de cellules souches périphériques.

Les formes chimiorésistantes peuvent bénéficier d'un traitement oral par Thalidomide® au prix d'effets secondaires fréquents (neuropathie, constipation, somnolence...).

Les tendances actuelles sont à prescrire le Thalidomide® en association avec la chimiothérapie dès la première ligne. De nouveaux médicaments comme le Velcade® ou le Revlimid® permettent d'obtenir des résultats intéressants dans les formes réfractaires, au prix d'une certaine toxicité.

Traitement des complications

Radiothérapie locale ou laminectomie en urgence devant un risque de compression osseuse de la moelle épinière.

Échanges plasmatiques devant une hyperviscosité sanguine afin de diminuer le taux d'immunoglobuline.

Hydratation, corticoïdes et diphophonates (Aredia®, Zometa®) devant une hypercalcémie.

Évolution de la maladie

L'évolution du myélome est fatale, les succès thérapeutiques obtenus sont transitoires, les rechutes très fréquentes sinon systématiques. La survie moyenne tous stades confondus est de l'ordre de 3 à 6 ans.

La mort peut survenir par complications infectieuses, insuffisance rénale, cachexie, etc. Le pronostic de cette affection a été malgré tout amélioré par des thérapeutiques agressives, comme l'autogreffe de moelle et le développement de nouveaux médicaments.

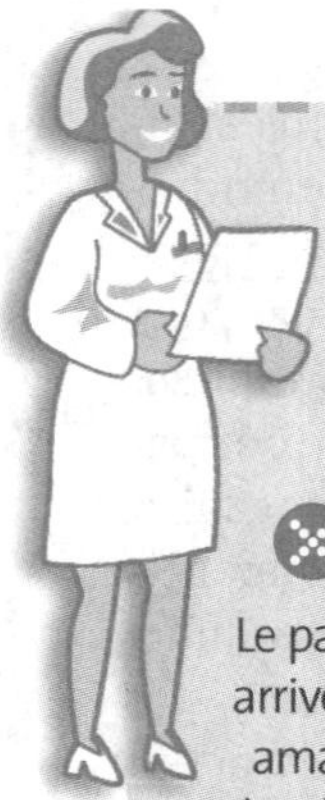

Soins infirmiers

Accueil

Le patient, souvent âgé de plus de 50 ans, arrive dans le service fatigué, visiblement amaigri, et algique (douleurs diffuses ou localisées, parfois intenses). Des déformations osseuses peuvent être observées. Il peut cependant ne présenter aucun symptôme.

Soins techniques

L'infirmière prend tout d'abord toutes les précautions nécessaires pour que le patient ne tombe pas et ne se cogne pas, en raison des risques élevés de fractures spontanées. L'infirmière met en route le plus rapidement possible les prescriptions médicales visant à lutter contre la douleur.

L'infirmière aide à la réalisation d'un myélogramme (recherche d'un envahisseur plasmocytaire).

Lorsque le diagnostic est affirmé, la pose d'un cathéter veineux central est envisagée.

L'infirmière met en œuvre les traitements prescrits et leur surveillance :

- hyperdiurèse (éliminer le calcium excéden-taire) ;
- chimiothérapie (Melphalan® ou Endoxan®) ;
- prélèvements sanguins quotidiens pour apprécier la fonction rénale du patient (urie) ;
- bilans entrées/sorties plusieurs fois par jour.

Des séances de radiothérapie peuvent être proposées, en particulier sur le rachis en cas de douleurs violentes ou de risque de compression médullaire.

Après la chimiothérapie, le patient entre en aplasie. À sa sortie d'aplasie, il est possible de lui prélever des cellules souches périphériques qui sont congelées, dans la perspective d'une autogreffe.

Soins éducatifs

Il s'agit :

- d'expliquer les paresthésies (fourmillements des extrémités) liées à certaines chimiothérapies ;
- d'indiquer les mesures pour limiter les traumatismes : activité régulière, sans effort ni port de charge lourde ;
- de lui dire d'éviter de se lever et rester au repos les premiers jours ;
- de lui apprendre à repérer les différents meubles dans la chambre et leur emplacement respectif ;
- de laisser les objets personnels toujours à la même place ;
- de ranger ses affaires et en particulier ne rien laisser sur le sol, qui pourrait entraver la marche ;
- de lui rappeler d'éviter de se lever la nuit, lorsque son état de vigilance est diminué ;
- d'expliquer le principe de l'autogreffe, si elle est envisagée.

- ▶ **Plasmocytes**
- ▶ **Lymphocytes B**
- ▶ **Ostéolyse**
- ▶ **VS-CRP**
- ▶ **Électrophorèse des protides**
- ▶ **Géodes**
- ▶ **Chimiothérapies**
- ▶ **Intensification par autogreffe**

NOTES

14 Prendre en charge un patient hospitalisé pour une greffe de moelle osseuse

Vous devez savoir faire...

ACTES INFIRMIERS

- Accueillir le patient et établir une relation de confiance précoce permettant l'expression des craintes face à la greffe.
- Préparer le patient en vue d'une pose de cathéter central.
- Administrer en période de prégreffe les traitements à visée préventive (décontamination digestive, antiviraux, etc.), et les chimiothérapies de conditionnement sur prescription médicale.
- Informer le patient des modalités du déroulement d'une éventuelle irradiation et le surveiller à son retour.
- Préparer le patient en vue d'une entrée en chambre à flux laminaire et l'informer de l'alimentation dite stérile.
- Transfuser la moelle et surveiller le patient pendant le temps de passage.
- Dépister pendant l'aplasie les signes cliniques et biologiques d'insuffisance médullaire (thrombopénie, anémie) et les communiquer au médecin.
- Administrer les thérapeutiques spécifiques à la greffe (ciclosporine, Neupogen®, etc.).
- Effectuer les examens biologiques et complémentaires au cours du séjour du patient.
- Dépister, dans le cas d'une allogreffe, les signes de la maladie du greffon contre l'hôte (GVH).
- Favoriser, au cours de son séjour en chambre à flux laminaire, l'autonomie du patient.
- Éduquer le patient en vue de sa sortie.

DIAGNOSTICS INFIRMIERS PRÉVALENTS

- Conflit décisionnel lié aux difficultés de prendre la décision de se faire ou non greffer.
- Fatigue liée à l'altération de l'état général.
- Risque d'infection lié à la leucopénie.
- Sentiment d'impuissance lié aux complications postgreffe.

*00-NOTES-BAS_DE_PAGE

..donc vous devez savoir :

CONNAISSANCES REQUISES

- Définir le système HLA.
- Distinguer allogreffe d'autogreffe.
- Citer les principales indications de ces deux types de greffes.
- Décrire très schématiquement les grandes étapes d'une greffe.
- Citer les traitements administrés en prégreffe à visée préventive et expliquer l'intérêt de leur prescription.
- Citer le nom des chimiothérapies utilisées dans le cadre d'un conditionnement.
- Expliquer l'intérêt d'une irradiation avant certaines greffes de moelle.
- Donner les éléments de surveillance d'un patient irradié et citer les complications à court, moyen et long terme d'une irradiation.
- Citer les mesures à prendre à l'égard du patient devant entrer en chambre stérile.
- Expliquer les principes de l'alimentation dite stérile.
- Citer les signes d'insuffisance médullaire.
- Présenter de façon synthétique les examens pratiqués systématiquement chez un greffé et expliquer leur intérêt.
- Définir la maladie du greffon contre l'hôte (GVH) et la distinguer du rejet.
- Citer trois types d'atteinte dans la maladie du greffon contre l'hôte (GVH) et les thérapeutiques administrées en donnant les éléments de surveillance.
- Présenter brièvement les conséquences psychologiques de l'isolement prolongé.
- Citer les signes cliniques devant conduire le patient à consulter en urgence, après sa sortie de l'hôpital.
- Expliquer les règles d'hygiène de vie à respecter par le patient immunodéprimé lors de son retour à domicile concernant les soins corporels, l'alimentation, les loisirs, le sommeil et la sexualité.

00-NOTES-BAS_DE_PAGE

LA GREFFE DE MOELLE OSSEUSE

De nombreuses affections hématologiques malignes prennent naissance dans la moelle osseuse (leucémie aiguë, leucémie myéloïde chronique, myélome, etc.), d'autres peuvent envahir cette même moelle au cours de leur évolution (lymphome hodgkinien ou non hodgkinien, métastase, etc.).

Les thérapeutiques pour débarrasser la moelle de cet envahissement de cellules malignes reposent pour l'essentiel sur l'usage de la chimiothérapie. Toutefois cette dernière rencontre ses limites en ce qui concerne les rechutes. Ainsi est-on amené, dans certaines situations, à proposer un traitement complémentaire, une greffe de moelle destinée à remplacer dans sa totalité l'organe malade, dans le dessein d'éviter les rechutes après obtention d'un premier résultat, voire d'éradiquer d'emblée un processus chronique.

Il existe deux types de greffes : les allogreffes de moelle où l'on greffe à un patient une moelle provenant d'un tiers (apparenté ou non) et l'autogreffe qui consiste à prélever les propres cellules souches du patient pour les lui transfuser dans un deuxième temps.

L'allogreffe des cellules souches périphériques

Depuis quelques années on peut proposer au donneur sain majeur une administration sous-cutanée de facteur de croissance hématopoïétique (G-CSF). Il en résulte un passage de moelle vers le sang, où les cellules souches peuvent être alors collectées par cytaphérèse après 4 ou 5 jours de traitement.

L'allogreffe

Réalisation pratique

Le choix du donneur s'effectue sur des bases immunologiques. Il faut sélectionner un donneur identique dans les systèmes tissulaires HLA (Human Leucocyte Antigen).

Tout donneur volontaire, apparenté ou non, a obligation juridique de se présenter au Tribunal de Grande Instance de son domicile pour y déposer un document, qu'il a signé, attestant de son consentement éclairé. C'est le tribunal qui valide l'attestation sous forme d'un « procès-verbal de réception de consentement à prélèvement d'organe ». Ce document médico-légal doit être dans le dossier du patient avant de débuter le conditionnement en vue de la greffe. Une compatibilité, à savoir la présence des mêmes antigènes du système HLA, entre personnes d'une même fratrie a une probabilité de 25 %. Entre deux personnes non apparentées, la probabilité d'identité est très réduite mais le nombre croissant de donneurs inscrits à travers le monde dans les fichiers permet d'identifier des donneurs potentiels dans un tiers des cas, environ.

En période de prégreffe, il faut détruire la moelle du patient afin :

- d'éradiquer la maladie maligne siégeant dans la moelle (et ailleurs) ;
- de paralyser les systèmes de défense de l'organisme pour empêcher un rejet de la greffe.

Pour cela, le patient reçoit un « conditionnement » qui comprend une chimiothérapie intensive, associée ou non à une radiothérapie (irradiation corporelle totale) ou à du sérum antilymphocytaire. Depuis quelques années, on peut recourir à des « conditionnements », atténués, dits non myéloablatifs, réduisant la toxicité.

Après le conditionnement, on effectue la greffe proprement dite, qui consiste à réinjecter la moelle du donneur par voie veineuse (comme une transfusion classique). Les cellules de la moelle ainsi transfusées sont capables de retrouver, *via* la circulation sanguine, leurs sites de fixation au sein du tissu hématopoïétique du receveur puis de proliférer afin de reconstituer une moelle et un niveau de production en globules et plaquettes normal.

Entre le « conditionnement », la greffe et la reconstitution de la moelle, le patient est en aplasie (moelle initialement déserte) avec une absence de production en globules blancs, en globules rouges et en plaquettes.

L'allogreffe en hématologie maligne permet :

- la réalisation d'un traitement antileucémique très puissant grâce à une chimiothérapie très lourde (+/- irradiation) ;
- l'effet GVL *(Graft Versus Leukemia)* : la moelle greffée posséderait un effet antileucémique, comme si le nouveau système immunitaire acquis par l'injection et la prise de cellules immunocompétentes (lymphocytes du donneur, etc.) étaient capables de lutter contre des cellules malignes devenues alors étrangères.

Complications

Complications du conditionnement

Il détruit définitivement le système médullaire de production de cellules sanguines. Sans réinjection ultérieure, le patient resterait en aplasie.

La chimiothérapie avec ou sans radiothérapie exerce une toxicité à l'encontre des autres organes :

- toxicité digestive (mucite, anorexie, nausées, etc.) ;
- toxicité hépatique (« la maladie veino-occlusive ») ; oblitération des petites veines hépatiques par agression cumulée des chimiothérapies et radiothérapies antérieures jointe au conditionnement, aboutissant à une défaillance hépatique. Le pronostic est alors très réservé ;
- aplasie (entre 3 et 4 semaines) et ses risques infectieux inhérents, bactériens, viraux (cytomégalovirus, herpès simplex) ou candidosiques ;
- déficit immunitaire prolongé malgré la sortie d'aplasie. La reconstitution de l'ensemble du système immunitaire est très lente (plusieurs mois ou années) et les risques d'infections opportunistes sont élevés *(voir chapitre 11)* ;
- pneumopathie grave (toxique et/ou infectieuse).

Complications de la greffe proprement dite : l'effet GVH

Les cellules greffées peuvent reconnaître comme étranger leur nouvel habitacle et l'agresser. Elles suscitent alors une réaction du greffon contre l'hôte nommée GVH *(graft versus host)*. Le receveur est théoriquement rendu incapable de se défendre en raison du « conditionnement » reçu, alors que les cellules greffées sont pleinement immunocompétentes (d'autant que c'est leur fonction première).

Si les manifestations biologiques sont immédiates, on parle de GVH aiguë. Le retentissement clinique est différé de quelques jours (début entre 10 et 15 jours après la greffe).

Les principaux organes cibles sont :

- la peau : de l'éruption transitoire et localisée au niveau palmo-plantaire et en collier à une éruption disséminée avec décollement dans les formes les plus graves (syndrome de Leyll, tel un grand brûlé) ;
- le tube digestif : de la simple diarrhée à une grande hémorragie digestive ;
- le foie : des perturbations du bilan biologique hépatique avec ictère jusqu'à une grande défaillance hépatique.

Prévention : administration de ciclosporine dès la veille de la greffe et, dans de nombreux cas, injection de Méthotrexate® à faibles doses durant les premiers jours qui suivent la greffe.

Traitement : corticoïdes à fortes doses en première intention et, en deuxième intention, autres agents immunosuppresseurs, voire anticorps monoclonaux antilymphocytes.

Séquelles : séquelles cutanées peu esthétiques, syndromes secs des muqueuses (buccales, etc.).

→ *Le rejet de la greffe*

L'organisme greffé peut rejeter la greffe. Cette situation est grave car l'aplasie, initiale ou consécutive au conditionnement, peut perdurer plaçant le patient dans une situation alors très délicate.

L'autogreffe de cellules souches périphériques

Dans ce cas, la greffe s'effectue avec les propres cellules médullaires du patient. Elles sont recueillies dans la circulation sanguine par une technique de cytaphérèse. Dans ce dernier cas, il faut préalablement favoriser le passage dans la circulation sanguine des cellules souches de la moelle. Cette « mobilisation » des cellules souches est obtenue en sortie d'aplasie d'une chimiothérapie, souvent associée à l'administration de facteurs de croissance des cellules médullaires (G-CSF). Après recueil, les cellules sont congelées pour être retransfusées (des mois ou des années après) après une forte chimiothérapie myélo-ablative, afin de permettre la reconstitution hématologique.

Une des différences essentielles avec l'allogreffe est l'absence de réaction du greffon contre l'hôte (GVH), compte tenu de l'évidente stricte identité entre greffon et receveur.

Les techniques de prélèvement de moelle directement dans les os sont pratiquement abandonnées pour les autogreffes.

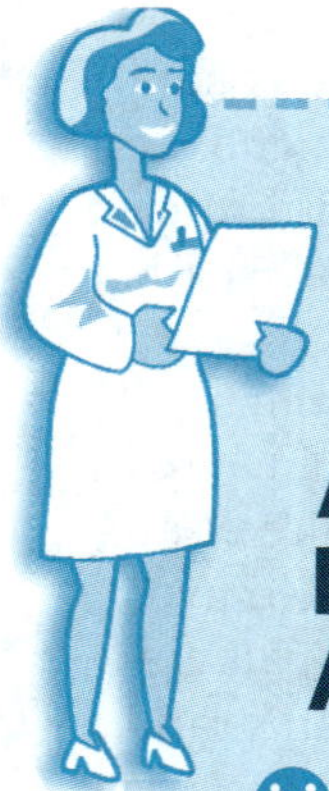

Soins infirmiers auprès d'un patient allogreffé

Accueil

Le patient convoqué arrive généralement dans le service avec son donneur potentiel, un typage HLA ayant été réalisé auparavant pour déterminer le membre de la fratrie HLA identique. Toutefois, la greffe peut être réalisée à partir d'un donneur non apparenté HLA identique trouvé après interrogation du fichier national et/ou international des donneurs de moelle osseuse.

Le patient est le plus souvent en rémission de sa maladie et son état général est conservé. La maladie pour laquelle il est greffé est stabilisée. Dès le premier contact, l'infirmière établit un climat de confiance.

Soins techniques

Période prégreffe

Débuter le bilan prégreffe :

- bilan sanguin : NFS, glycémie, ionogramme sanguin, hémostase, groupe sanguin, recherche d'agglutinines irrégulières, bilan hépatique et sérologies (toxoplasmose, cytomégalovirus, etc.) ;
- radiologies : pulmonaire, panoramique dentaire et des sinus ;
- bilan infectieux : bactériologique, virologique et mycologique.

Proposer aux futurs greffés de sexe masculin une congélation de sperme.

Préparer le patient en vue de la pose d'un cathéter veineux central (KTC) tunnellisé (douche, rasage, et désinfection tégumentaire à deux reprises). Chez l'adulte, le cathéter est posé au bloc opératoire sous anesthésie locale (prévoir une transfusion de plaquettes, si les plaquettes sont en nombre insuffisant).

→ *Traitement préventif*

Huit jours avant la greffe, démarrer les traitements à visée préventive : bains de bouche, décontamination digestive et antifongiques.

Le patient pour lequel une irradiation est envisagée se rend au centrage, muni d'une radiologie pulmonaire, afin que lui soient réalisés des caches pulmonaires et que soient effectués les repères cutanés. L'infirmière s'assure que le patient n'efface pas les marques.

→ *Conditionnement du patient*

À 8 jours de la greffe, le patient est *conditionné*.

Administrer et surveiller les chimiothérapies, variables selon les protocoles médicaux ; le patient est mis sous hyperdiurèse, à raison de 4 à 6 L/24 h chez l'adulte. Un uroprotecteur (Mesna®) est admnisitré pour limiter les effets secondaires de la chimiothérapie par Endoxan®.

En cas d'irradiation corporelle totale (ICT ou TBI = *Total Body Irradiation*) ou de chimiothérapie après intervention dans le conditionnement pré-greffe, le patient est prévenu de sa stérilité et il est adressé, avant tout traitement, à un CECOS (centre d'étude et de conservation de l'œuf et du sperme) pour conserver du sperme en vue d'une descendance ultérieure. Les patientes sont également informées de leur stérilité, en revanche les conservations d'ovocytes ne se pratiquent pas encore régulièrement(on leur préfère les congélations d'embryons lorsque cela est possible).

Administrer les antiémétiques prescrits (limitent les effets secondaires du conditionnement).

Surveiller la tolérance du patient et déceler toute complication de la chimiothérapie (prise des constantes du patient toutes les 3 heures et bilan des entrées et des sorties toutes les 6 heures).

→ *Entrée du patient en chambre stérile*

C'est lors du conditionnement que le malade entre en chambre stérile. L'infirmière prépare le patient sur le plan physique et psychologique. Elle prévoit de faire stériliser la chambre du patient avec tous les effets personnels (vêtements, livres, photographies, jeux, etc.) et équiper cette chambre du matériel dont elle aura à se servir pendant l'isolement du patient sous le flux laminaire (tensiomètre et stéthoscope, matériel à aspiration et à oxygène, pansements, produits hémostatiques, tubes à prélèvements, écouvillons, etc.).

Puis, l'infirmière propose au patient de prendre une douche et elle lui coupe les cheveux très courts, pour des raisons d'hygiène. Le malade revêt une tenue stérile et entre sous le flux. Là, il découvre l'espace dans lequel il devra vivre pendant quatre à six semaines : une chambre de quelques mètres carrés, comprenant un lit, un lavabo, une armoire, une table de nuit, une table à hauteur variable et un fauteuil, le tout délimité par des rideaux de plastique.

Ensuite, l'infirmière refait le pansement de cathéter avec changement des prolongateurs.

Les infirmières qui travaillent en secteur stérile où se trouvent regroupées les chambres à flux laminaire doivent suivre des consignes spécifiques pour travailler selon les bonnes pratiques et respecter le grand principe qui est d'apporter le moins de germes aux patients. Gardons en mémoire que l'aplasie induite par le conditionnement a quasiment annulé la production de la moelle osseuse et notamment les globules blancs qui sont proches de zéro, autant dire que le patient n'a plus de défenses immunitaires. Toute infection représente alors un risque vital pour ce dernier.

Ainsi, certains services d'hématologie rendent obligatoire la douche à chaque prise de poste du personnel et le revêtement d'un pyjama stérile ainsi qu'une charlotte, un masque et une paire de chaussures réservées à ce secteur. Cette tenue vestimentaire est complétée à chaque entrée dans une chambre de patient par le port d'une surblouse supplémentaire, de surchaussures et de gants stériles. Chaque chambre à flux d'air laminaire est en surpression par rapport au poste de soins, lui-même en surpression par rapport au reste du service. L'infirmière veille à refermer les portes rapidement afin que les surpressions soient constantes. Elles vérifient les témoins de pressions qui se trouvent près de chaque porte de chambre. La moindre baisse de pression déclenche une alarme au niveau des services techniques qui réagissent très rapidement. Par téléphone d'abord pour vérifier si c'est une panne ou si c'est lié à une porte que l'on a tardé à fermer par exemple.

→ *Irradiation du patient*

L'irradiation corporelle totale (ICT encore appelée TBI = *Total Body Irradiation*) est faite, selon les protocoles, soit en fractionné sur plusieurs jours soit sur une seule journée. Dans ce cas-là, une infirmière du service accompagne le patient. Le patient est mis sous hyperdiurèse, antiémétiques et sédatifs. Le rôle de l'infirmière est de préparer les injections, de les administrer et de mesurer les signes vitaux du patient. Elle aide également le malade pour uriner, changer de position ou se relaxer. Elle l'écoute et l'encourage quand il est fatigué, voire épuisé.

Au retour de l'irradiation, le patient regagne sa chambre stérile, le pansement du cathéter est refait. L'infirmière observe les réactions à l'irradiation : survenue de fièvre, nausées, vomissements, diarrhées, céphalées, érythème du visage et du corps.

→ *Administration de la ciclosporine*

La veille de la greffe est administrée la ciclosporine (CSA) en prévention de la principale complication de la greffe : la réaction du greffon contre l'hôte. La CSA est un agent chimique capable de bloquer certaines fonctions du système immunitaire. Elle agit en inhibant certaines propriétés des lymphocytes T. Le traitement, généralement intraveineux, est quotidien et le relais est pris *per os* à la sortie du patient. Toute cette période de prégreffe destinée à préparer le patient est cotée en J–1 (veille de la greffe), J–2, J–3,... J–n (le énième jour avant la greffe).

Jour de la greffe

La greffe (J–0) qui est en fait une simple transfusion est un moment de grande émotion pour le patient. Tous ses espoirs sont centrés sur ces quelques 300 mL de moelle osseuse qui vont circuler dans son organisme et aller se localiser par phénomène de *homing* dans les os plats, avant de proliférer.

Le donneur est hospitalisé la veille (J–1) en service de chirurgie. Tout doit être fait pour respecter son anonymat. Rarement en vue d'une autotransfusion, un culot globulaire est prélevé au donneur et il lui est restitué après le prélèvement de moelle osseuse. Le matin de l'intervention, il est conduit au bloc opératoire où, sous anesthésie générale, la moelle osseuse lui est prélevée au niveau des crêtes iliaques postérieures et antérieures. La moelle osseuse est ensuite épurée des débris osseux, dégraissée et concentrée pour être immédiatement réinjectée par voie intraveineuse au receveur dans sa chambre stérile. En cas d'incompatibilité majeure pour les groupes ABO entre donneur et receveur, on élimine les globules rouges du greffon.

En général le donneur est hospitalisé 24 heures et le médecin décide de sa sortie au vue des résultats de la numération formule sanguine prélevée le matin du lendemain de la greffe. Aucun frais n'est à la charge du donneur frais de transport, hospitalisation, consultations, prélèvements sanguins, médicaments prescrits : fer, antalgique, éventuellement un arrêt de travail de quelques jours après le don.

Avant de brancher la poche à réinjecter au patient, l'infirmière vérifie l'identité du receveur (nom, prénom, date de naissance, sexe), l'intégrité de la poche à transfuser ainsi que tout ce qui est inscrit sur la poche (nom du receveur, code-barres, date...). Elle remplit la feuille d'administration et de traçabilité de la moelle osseuse ou des cellules souches transfusées. L'infirmière branche et purge, sous hotte à flux laminaire, la tubulure à filtre qu'elle a reçue en même temps que le greffon. Elle va raccorder immédiatement cette tubulure au patient soit sur un cathéter veineux périphérique spécialement posé pour l'occasion, soit sur une des voies du cathéter central. Dans ce cas, c'est le robinet de la rampe à quatre voies, situé le plus proche du patient, qui est utilisé. Une prémédication est faite avec des anti-histaminiques et des corticoïdes trente à soixante minutes avant la greffe.

Tous les paramètres : pression artérielle, pulsations, saturation, température et fréquence respiratoire sont pris : avant, après les cinq premières minutes de passage du greffon, pendant et après la réinjection (toutes les 15 minutes). Ils sont soigneusement notés sur les feuilles de surveillance. Le greffon est passé rapidement entre trente et soixante minutes.

Le jour de la greffe correspond à J0 (J zéro). Détecter toute réaction allergique telle que frissons, douleurs, etc. Devant tout signe d'alerte, ralentir la transfusion et avertir le médecin. Si le donneur n'est pas du même groupe sanguin que le receveur, celui-ci deviendra du groupe du donneur.

Période postgreffe

→ *Aplasie postgreffe*

On peut la définir comme étant une insuffisance de production de chacune des trois lignées sanguines par le greffon qui est en train de s'installer à l'intérieur des os. Bien sûr, la profondeur de l'aplasie et donc sa durée dépend aussi du nombre de cellules qui ont été greffées. Ainsi, on parle d'aplasie lorsque la moelle osseuse est « vide », entraînant une baisse majeure des cellules sanguines. On parle d'aplasie sévère ou profonde en fonction des chiffres de globules blancs < 1000/mm^3 ; de PNN < 500/mm^3 ; de globules rouges < 8g/dL d'hémoglobine et de plaquettes < 50 000/mm^3.

La période d'aplasie de 2 à 3 semaines est ponctuée par des épisodes hémorragiques (liés à la thrombopénie), infectieux (liés à la neutropénie), anémique et des troubles digestifs à type de diarrhée liée au traitement de décontamination digestive.

Les soins infirmiers consistent alors en des prélèvement sanguins quotidiens, des examens systématiques pour dépister toute infection à un stade infraclinique (prélèvements de gorge, d'urines, de selles, radiographie pulmonaire, etc.), des transfusions pour pallier le manque de plaquettes et de globules rouges et une aide pour vivre le quotidien. Généralement, ces patients présentent des mucites importantes consécutives aux chimiothérapies reçues, soulagées par des soins de bouche pluriquotidiens. La mucite est une inflammation de la muqueuse buccale qui se traduit par des lésions semblables à des ulcérations, des aphtes plus ou moins profonds et étendus. La gêne et les douleurs occasionnées par les mucites évoluent en fonction du degré de profondeur de l'aplasie et disparaissent en même temps que le patient sort d'aplasie. La mucite peut s'étendre à toute la muqueuse digestive. Des kératites postradiques sont prévenues par l'instillation pluriquotidienne de collyres. Les patients s'alimentent peu, manquent de loisirs. Ils souffrent à des degrés divers de l'isolement social et familial, même si les visites des proches sont autorisées.

Une alimentation parentérale est mise en œuvre pour permettre au patient de garder un poids stable en dépit de son inappétence.

→ *Sortie de l'aplasie*

Vers J–21, le patient sort d'aplasie et présente une formule sanguine comprenant 1 000 globules blancs/mm^3 dont 500 polynucléaires neutrophiles. La sortie d'aplasie coïncide parfois avec une poussée de GVH *(Graft Versus Host)* ou maladie du greffon contre l'hôte. Le principe en est le suivant : les lymphocytes immunocompétents issus du greffon vont attaquer l'organisme dans lequel ils ont été introduits, en l'occurrence celui du patient (l'hôte). Les atteintes portent sur la peau, le tube digestif et le foie. La manifestation majeure est l'érythème diffus, prédominant à la paume des mains et à la plante des pieds. L'infirmière est parfois amenée à réaliser, en collaboration avec le médecin, une biopsie de peau pour confirmer le diagnostic. D'autres symptômes peuvent être présents : diarrhée, ictère, etc.

Des traitements par corticoïdes sont administrés par voie intraveineuse afin d'enrayer ce type d'affection.

Pour la prévenir, la prise d'un médicament anti-rejet (cyclosporine) est capitale. Après de nombreux dosages pour limiter le plus possible les effets secondaires (hypertension artérielle, tremblements, hirsutisme...) et garder un taux circulant utile, le relais per os est pris une semaine avant la sortie du patient de l'hôpital. Des dosages de ciclosporine sérique, des bilans des fonctions rénales et hépatiques sont réalisés régulièrement.

Lors des dosages de ciclosporine, l'infirmière veille particulièrement à faire les prélèvements sanguins sur une veine différente que celle qui sert à administrer le traitement.

La prise du médicament doit se faire tous les jours à la même heure et en utilisant toujours la même boisson.

Toujours dans le souci de prévenir la GVH, des injections de Méthotrexate® sont faites de façon protocolée à J1 ; J3 et parfois à J6.

Si malgré cela une GVH apparaît, le patient est mis sous corticothérapie après avoir pris les précautions d'usage (absence de foyer infectieux, absence de fièvre, absence de candidose...).

Une GVH chronique peut apparaître dans le trimestre qui suit la greffe. Elle peut se révéler principalement par une fibrose pulmonaire, un syndrome sec, une sclérodermie.

Lorsque les patients greffés peuvent manger, ils reçoivent une alimentation décontaminée, anciennement appelée stérile. Le patient reçoit un plateau repas spécialement conçu pour lui afin d'éviter toute contamination par l'alimentation. N'oublions pas que son système immunitaire est insuffisant et qu'il reçoit une décontamination digestive par antibiotiques. Ainsi, tous les hors-d'œuvre sont interdits, ainsi que tous les fruits crus qui ne peuvent pas être décontaminés ou épluchés. Le plat principal est préparé en cuisine diététique et mis en barquettes qui sont soudées, stérilisées et acheminées dans le service et placées au réfrigérateur. Au moment des repas, ou lorsque le patient souhaite manger, l'aide-soignante du secteur stérile fait chauffer la barquette pendant 20 minutes dans le four du service préalablement mis en chauffe 15 minutes à 120 °C. Le patient a le droit de manger des biscottes, des fromages en portions thermoscellées, des potages en brique UHT (Ultra haute température), des desserts industriels en pots individuels, des boissons en cannettes métalliques dont le contenu est stérile à l'ouverture. Chacun des éléments du plateau-repas constitué est décontaminé avant d'être entré dans le secteur stérile et donné aux patients. Les couverts et les verres sont stériles.

Une alimentation parentérale prend le relais pour compléter ou remplacer totalement la prise de repas lorsque le patient est en aplasie profonde.

→ *Sortie du patient de la chambre stérile*

Lorsque la numération sanguine du patient le permet, la « bulle » est progressivement ouverte et les mesures d'isolement levées. Le patient peut envisager sa sortie.

En général, la sortie, environ 10-12 jours après la sortie d'aplasie, correspond à un retour à domicile ou dans un centre spécialisé, genre studio, pour une période de convalescence. Il y séjourne avec une personne de son entourage qui peut l'aider dans les actes de la vie quotidienne. L'aide est fonction de l'état de fatigue du patient.

Des conseils sont donnés quant à l'alimentation. Celle-ci doit encore être contrôlée, car ils ne peuvent toujours pas manger les crudités, les crustacés, les fruits crus, les légumes crus, tout ce qui est à base de levure (pain, brioche, pizza...). Par contre ils peuvent disposer d'un grand choix d'aliments en conserves industrielles, de surgelés, de viande, de poisson, de légumes et de fruits cuits.

Des complications, infections, GVH, etc., pouvant survenir, il est demandé au patient de demeurer dans un rayon de 50 km autour de l'hôpital pour faciliter une réhospitalisation éventuelle.

La plupart des greffés ont hâte de sortir de la chambre à flux laminaire et de quitter l'hôpital, en même temps qu'ils sont très anxieux du risque infectieux que représente l'extérieur pour eux. L'anxiété, voire la peur est majorée par l'absence soudaine de surveillance 24 heures sur 24 par une équipe de professionnels médicaux et paramédicaux. L'infirmière rassure le patient, lui donne les numéros de téléphone où il pourra joindre un membre de l'équipe, de jour comme de nuit, qui pourra répondre à ses questions, ses angoisses, lui donner des conseils.

L'infirmière explique au patient qu'il va pouvoir prendre des douches (pas de bain), que le pansement de cathéter sera refait par l'infirmière de l'hôpital de jour. Le cathéter central est gardé encore quelques mois pour réaliser les prélèvements sanguins de contrôle, les passages de médicaments contre certains virus et transfuser des culots globulaires ou des plaquettes en fonction des résultats des NFS.

Soins éducatifs

L'éducation est quotidienne, tant l'hospitalisation est riche d'événements nouveaux. Cependant, il est possible de pointer les grandes étapes nécessitant une éducation :

- à l'entrée : expliquer le déroulement du séjour dans les grandes lignes et clarifier la représentation du patient à propos de la greffe en lui permettant d'exprimer ses craintes. Proposer au patient de rencontrer d'anciens greffés ;
- avant la pose du cathéter : expliquer le principe du dispositif qui permet d'administrer les traitements et d'effectuer des prélèvements sans avoir à piquer en périphérie. Prévenir le patient de faire attention à ne pas tirer sur son cathéter, ne pas enrouler ses membres dans les prolongateurs, ni les coincer dans les meubles lors des déplacements sous le flux ;
- avant l'irradiation : expliquer son intérêt avant la greffe, son déroulement, dire au patient qu'il sera inconfortablement installé et isolé pendant les séances de rayons, qu'il sera en relation audiovisuelle avec le médecin et l'infirmière ;
- avant l'entrée sous le flux : expliquer le fonctionnement du flux et les modalités d'entrée du personnel soignant sous le flux (habillage de type chirurgical). Expliquer les modalités de visite (pas plus de deux personnes en même temps, pas de fleurs, ni de cadeaux), la nécessité de la stérilisation des effets personnels. Donner des informations sur l'alimentation ;
- pendant la phase d'aplasie : informer de la normalité de l'état de fatigue, aider et stimuler le patient dans les moments de découragement ;
- avant la sortie, l'éducation porte sur les points suivants :
  - les signes devant conduire le patient à consulter : érythème, fièvre, toux, diarrhée ;
  - les mesures d'hygiène à respecter : toilette quotidienne, port quotidien du mas-

que, lavage répété des mains, port de gants lors de la manipulation d'objets sales ; interdiction de prendre le métro, de fréquenter les grands magasins, les cinémas, les restaurants ; pas d'exposition au soleil et nécessité de protéger le visage et les membres avec des vêtements adaptés (pantalon, caleçon, T-shirt à manches longues, chapeau, casquette) ; rapports sexuels protégés sans baisers profonds ;
- le rythme des retours fréquents à l'hôpital et la nécessité de séjourner dans un rayon de 50 km autour de l'hôpital, et d'être accompagné quotidiennement par un proche ;
- l'ordonnance de sortie précise le nom des médicaments, la posologie quotidienne ;
- le suivi jusqu'au centième jour postgreffe se fait en hôpital de jour.

Le médecin revoit le patient une à deux fois chaque semaine au départ, puis tous les quinze jours, puis tous les mois, puis une fois par semestre, puis chaque année. La fréquence des consultations est décidée par le médecin en fonction des examens de contrôle protocolés à faire en période postgreffe, de la survenue d'évènements particuliers et en tenant compte de l'anxiété du patient. En effet ceux-ci sont très angoissés par le risque d'être contaminés par tous les germes qui nous entourent naturellement.

Puis si son état général est bon, un bilan complet lui est proposé et son cathéter retiré. Le patient est vu en consultation régulièrement plusieurs fois par an. Une reprise du travail peut être envisagée dans les 6 mois après la greffe.

La technique de la greffe en elle-même est maintenant bien codifiée, restent toujours les questions existentielles qu'elles provoquent chez le receveur et même chez le donneur d'autant plus s'il est apparenté. Les modifications de l'image corporelle avec un amaigrissement important, une asthénie, une alopécie, l'aplasie... l'origine du greffon ré-injecté entraînent un sentiment de perte d'identité. Un sentiment d'impuissance, d'inutilité, d'être en décalage par rapport à tout ce qui l'entoure, la vie familiale, la vie sociale, la vie professionnelle.

Des discussions avec les infirmières, les médecins et l'aide d'un psychologue peuvent aider le patient à se resituer dans sa « nouvelle vie » avec une réelle prise de conscience de sa propre finitude.

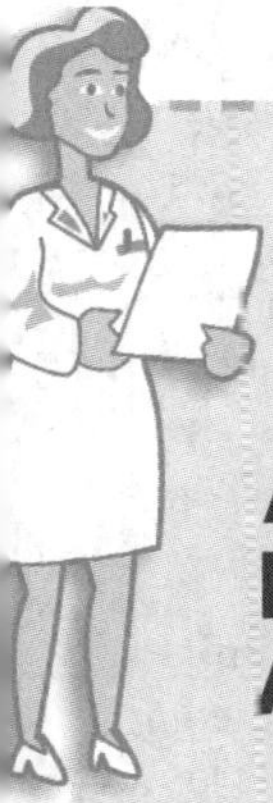

Soins infirmiers auprès d'un patient autogreffé

Accueil

Le patient est généralement au courant de son diagnostic médical : il a vécu des moments difficiles et la greffe représente pour lui un espoir considérable. L'infirmière l'installe dans une chambre seule et tend à maintenir avec lui une relation de confiance et à l'assurer du soutien de l'équipe de soins.

Le patient sait que si tout se passe bien, il va rester environ trois semaines dans sa chambre après la réinjection. La durée de l'aplasie varie selon le conditionnement utilisé.

Soins techniques

Période prégreffe

Les soins débutent par le bilan prégreffe : NFS, ionogramme sanguin, hémostase, bilan rénal et hépatique, bilan phosphocalcique et infectieux...

Une pose de cathéter veineux central est prévue.

La première phase appelée phase de mobilisation permet de stimuler la moelle osseuse afin de faire passer des cellules souches dans la circulation sanguine. Pour cela, différentes façons de procéder sont utilisées :

- soit par injections de facteurs de croissance hématopoïétique en deux à trois séances espacées ;
- soit par injections de facteurs de croissance hématopoïétique associées à une chimiothérapie mobilisatrice (Endoxan® ou Aracytine®). La sortie d'aplasie a lieu vers J15.

La deuxième phase correspond au recueil de cellules souches qui se fait par cytaphérèse. Le greffon ainsi constitué, suffisamment riche est ensuite congelé et conservé jusqu'au jour de sa réinjection.

Cinq à sept jours avant la greffe, le conditionnement est commencé sous hyperhydratation pour limiter les effets secondaires des chimiothérapies. Il est associé ou non à une irradiation corporelle totale.

Dans la majorité des cas les patients sont placés dans des chambres conventionnelles qui ont été préalablement désinfectées et un isolement protecteur est mis en place à l'entrée de la chambre du patient. Tout le matériel se trouve dans un portant placé devant la chambre. Ainsi, toute personne qui doit entrer dans la pièce revêt une charlotte, un masque, une casaque à manches longues, des surchaussures et des gants. Si les soins nécessitent le contact avec le patient, le soignant ajoute à sa tenue une casaque stérile et une paire de gants stériles. Les visites sont limitées à deux personnes et réduites dans leur durée. Enfin, une désinfection de la sphère ORL s'effectue par des bains de bouche répétés. Une décontamination digestive ainsi qu'une alimentation stérile sont proposées au patient.

Jour de la greffe

Le jour de la greffe encore appelé ré-injection = Jo.

C'est l'hémobiologiste qui apporte le greffon, le décongèle juste avant de le donner à l'infirmière qui pratique immédiatement, sur veine périphérique, selon la prescription médicale, la ré-injection du greffon. Le patient est prévenu que l'odeur d'artichaut qu'il sent est liée au DMSO, qui est le produit qui a servi à la congélation des cellules et qu'il est éliminé dans l'air qu'il va expirer au cours des 48 premières heures.

Période postgreffe

La période d'aplasie varie de 5 à 15 jours en fonction du conditionnement (chimiothérapie utilisée).
La période d'aplasie, bien que réduite, est marquée par :
- des mucites très invalidantes, entraînant des dysphagies et une anorexie ;
- des épisodes fébriles fréquemment développés, nécessitant l'administration de traitements par antibiotiques, antiviraux, antifongiques et antalgiques ;
- des problèmes hémorragiques ;
- une asthénie importante avec fonte musculaire et amaigrissement.

Le rôle de l'infirmière pendant tous ces jours est de :
- soutenir le patient dans ses phases de découragement et véhiculer l'espoir ;
- effectuer les surveillances cliniques et biologiques à partir des bilans sanguins prélevés sur la voie veineuse centrale ;
- évaluer les besoins transfusionnels du patient ;
- planifier et administrer les nombreux traitements par voie parentérale en respectant la plus grande asepsie et les compatibilités des différents médicaments ;
- s'assurer de la prise des traitements oraux et en expliquer l'intérêt.

La sortie d'aplasie se traduit par des globules blancs supérieurs à 1 000/mm^3 et des polynucléaires neutrophiles (ou PNN) supérieurs à 500. Elle s'accompagne généralement d'une levée d'une partie des mesures d'isolement.
Lorsque la numération tend à se normaliser, les traitements sont diminués et la sortie du patient envisagée.

Soins éducatifs

Tout au long de l'hospitalisation, l'infirmière prend soin d'expliquer les différentes phases de la greffe, les traitements, les soins prodigués. Avant la sortie du malade, l'infirmière insiste sur les précautions à prendre en matière d'hygiène de vie *(voir « Prise en charge d'un patient allogreffé »)*.
Enfin, des réponses simples et précises contribuent à diminuer l'anxiété du patient et à obtenir sa participation au traitement.

- **Donneur**
- **Conditionnement**
- **Isolement protecteur**
- **Cellules souches**
- **Sortie d'aplasie**
- **GVH**
- **Hygiène de vie**

NOTES

15 Prendre en charge un patient adulte hémophile

Vous devez savoir faire...

ACTES INFIRMIERS

- Repérer chez le patient les signes cliniques de la maladie.
- Identifier, lors de l'entretien avec le patient, l'histoire hémorragique familiale évoquant l'affection récidivante liée au sexe.
- Identifier, à la lecture des examens biologiques, les perturbations liées à la maladie.
- Administrer, sur prescription médicale, des fractions coagulantes riches en facteurs VIII ou IX.
- Informer le patient et sa famille des règles d'hygiène de vie à respecter.
- Détecter la survenue de toute complication hémorragique.
- Repérer les séquelles ostéo-articulaires engendrées par la maladie au long cours.
- Administrer éventuellement les traitements liés aux complications immunologiques et virales des transfusions reçues.

DIAGNOSTICS INFIRMIERS PRÉVALENTS

- Risque d'accident hémorragique lié aux troubles de la coagulation.

...donc vous devez savoir :

CONNAISSANCES REQUISES

- Expliquer schématiquement la physiologie de la coagulation.
- Distinguer l'hémophilie dans sa forme A et sa forme B, et selon le degré de déficit en facteurs VIII ou IX.
- Citer les signes cliniques de la forme majeure.
- Citer les principales données épidémiologiques concernant l'hémophilie.
- Expliquer le mode de transmission de l'hémophilie.
- Distinguer les deux types d'hémophilie en regard des résultats biologiques.
- Expliquer les modalités d'administration des fractions coagulantes et présenter les éléments de surveillance du patient transfusé.
- Évaluer approximativement le coût d'un traitement par fractions coagulantes.
- Expliquer les mesures à prendre pour limiter les accidents hémorragiques.
- Citer les principales complications pouvant survenir chez le patient hémophile.
- Définir l'hémarthrose.
- Expliquer les schémas thérapeutiques proposés au patient présentant une hémarthrose.
- Expliquer les complications virales et immunologiques possibles liées aux transfusions reçues.
- Expliquer les conséquences d'un anticorps circulant.

L'HÉMOPHILIE

Définition

L'hémophilie est une maladie héréditaire de la coagulation. Sa transmission est de nature récessive et liée au sexe, c'est-à-dire que seuls les garçons seront malades, les filles transmettant seulement la maladie.

Il existe deux types d'hémophilie :
- l'hémophilie A où il existe un déficit en facteur VIII ;
- l'hémophilie B où il existe un déficit en facteur IX.

Les gènes codants pour ces facteurs sont situés sur le chromosome sexuel X, expliquant la transmission de l'affection par les femmes. Il existe cependant 30 % de cas sporadiques sans antécédents familiaux où la mutation du gène a pu se produire au niveau du gamète maternel.

Épidémiologie

On dénombre environ 5 000 hémophiles en France, et la naissance d'un garçon hémophile sur 10 000 naissances. L'hémophilie A correspond à 80 % des cas et l'hémophilie B à 20 % des cas.

Clinique

La révélation est d'autant plus précoce que la forme est sévère. On distingue deux types d'hémophilie suivant l'intensité du déficit de la coagulation.

Hémophilie majeure

On parle d'hémophilie majeure lorsque le taux du facteur antihémophilique est inférieur à 1 % de la normale.

Les premières manifestations hémorragiques surviennent chez des garçons vers l'âge de 1 an (âge de l'apprentissage de la marche et donc des traumatismes). Ces hémorragies survenant après des chocs minimes peuvent passer pour spontanées d'autant plus qu'elles sont retardées par rapport aux chocs. Elles se traduisent par :
- des hémarthroses (hémorragies intra-articulaires) des grosses articulations (coudes, genoux) avec gonflement articulaire douloureux, impotence, signes inflammatoires locaux (rougeur, chaleur) ;
- des hématomes profonds notamment au niveau du muscle psoas (évoquant faussement parfois une appendicite) pouvant être à l'origine d'une compression vasculaire ou nerveuse ;
- des hémorragies extériorisées après une plaie cutanée ou muqueuse (épistaxis) ou viscérale (hématurie). Les hémorragies cérébro-méningées sont rares.

Hémophilie modérée

On parle d'hémophilie modérée lorsque le taux du facteur antihémophilique est supérieur à 1 % de la normale.

La découverte est plus tardive. Les hémorragies surviennent lors de traumatismes plus conséquents, les hémarthroses sont rares. Le véritable danger est la méconnaissance de l'affection lors d'une intervention chirurgicale (extraction dentaire, par exemple).

Diagnostic médical

Il repose sur :
- les antécédents familiaux affectant des sujets de sexe masculin du côté maternel ;
- la notion d'épisodes hémorragiques récidivants retardés par rapport à la cause et pour des traumatismes minimes ;
- un bilan biologique d'hémostase avec :
  - taux de plaquettes et temps de saignement (TS) normaux. Le TS étudie la rapidité de formation du clou plaquettaire, où les facteurs VIII et IX n'interviennent pas ;
  - normalité du taux de prothrombine (TP), du fibrinogène ;
  - augmentation du TCK (temps de céphaline kaolin) ;

- baisse ou absence du facteur VIII (hémophilie A) ou IX (hémophilie B) ;
- correction du TCK du plasma malade par addition d'un plasma témoin normal contenant du facteur antihémophilique (afin d'écarter un éventuel anticoagulant circulant anti-VIII acquis au cours d'une maladie auto-immune).

Complications

Elles sont multiples :

• complications infectieuses, par apport de virus *via* les transfusions en facteur VIII ou IX. Les produits classiques de substitutions antihémophiliques sont obtenus en concentrant les facteurs de coagulation de centaines ou milliers de donneurs différents, multipliant d'autant le risque de dons contaminants. Jusqu'en 1985, les principaux virus concernés sont l'hépatite C (VHC) et le VIH ;

• complications orthopédiques : la répétition d'hémarthrose peut conduire à une destruction articulaire à l'origine d'un handicap moteur ;

• complications de l'anticoagulant circulant : concernent environ 20 % des hémophiles A (plus rare chez les hémophiles B) qui développent un anticorps capable de neutraliser le facteur injecté rendant difficile la correction de la coagulation.

Traitement

Mesures préventives et éducatives

Elles sont de plusieurs ordres :

• prise en charge par un centre spécialisé et inscription à une association d'hémophiles ;

• port d'une carte d'hémophile et tenue d'un livret de santé d'hémophile (le type d'hémophilie, sa gravité, les complications survenues, les traitements suivis) ;

• interdiction des injections intramusculaires, des ponctions, du rasage manuel à lames, des activités ou sports dangereux, des médicaments pouvant accentuer les risques hémorragiques (aspirine...) ;

• initiation à l'autoperfusion ;

• dans certains cas, attitude prophylactique avec injection systématique au long cours de produits antihémophiliques.

Intérêt du dépistage anténatal et des femmes « conductrices » dans des centres spécialisés

Les familles peuvent avoir recours au conseil génétique pour un dépistage anténatal.

Traitement d'une hémarthrose

Exemple du genou :

• glace, antalgique (paracétamol) ;

• ponction évacuatrice du genou après perfusion du produit de substitution ;

• immobilisation (bandage, attelle) ;

• lever dès le deuxième jour, puis rééducation précoce pour éviter les rétractions tendineuses.

Administration de produits de substitution

Concentrés de facteur VIII

→ ***Produits d'origine plasmatique :*** facteur VIII THPSD®, Hemophil M®, Monoclate®. Ces concentrés préparés à partir de milliers de donneurs ont subi un procédé de réduction virale qui inactive les virus à enveloppe lipidique (VIH, hépatites B et C), mais pas ou peu les virus non enveloppés (hépatite A).

→ ***Produits « recombinants » :*** Recombinate®, Kogenate®. Ces facteurs produits par culture cellulaire présenteraient moins de risques viraux mais peut être plus de risques de susciter la production d'anticoagulants circulants. L'efficacité clinique et biologique de ces produits est comparable.

Il paraît souhaitable d'utiliser toujours le même produit pour un hémophile donné.

Cependant, en situation d'urgence, utiliser le produit immédiatement disponible, sans attendre le produit habituellement utilisé, afin de ne pas compromettre le pronostic de l'accident hémorragique.
Posologie : 1 UI de facteur VIII/kg augmente de 2 % le taux circulant.

➔ ***Traitement des hémorragies mineures :*** taux de facteur VIII désiré = 30 %, d'où injection de 15 UI/kg.

➔ ***Traitement des hémorragies graves et couverture des interventions chirurgicales :*** taux désiré de facteur VIII circulant = de 50 à 80 %, d'où injection de 20-40 UI/kg.
La couverture thérapeutique sera maintenue jusqu'à cicatrisation.
La demi-vie du facteur VIII étant de 8 heures (c'est-à-dire que demeure dans la circulation la moitié du produit injecté au bout de ce laps de temps), il peut être nécessaire de répéter les injections toutes les 8 ou 12 heures (2 à 3 injections par jour).
Les posologies sont adaptées après dosage du facteur VIII par le laboratoire d'hémostase.

Concentrés de facteur IX

Deux produits sont disponibles : facteur IX HP® et Mononine®. Ils sont préparés à partir de pools de plasma et ont subi des procédés de réduction virale.
Il existe un facteur IX recombinant en cours d'essais cliniques.
Posologie : semblable à celle du facteur VIII.

Traitement d'un hémophile avec inhibiteur (anticoagulant circulant)

Certains hémophiles (7 à 15 % des cas) développent des anticorps anti-facteur VIII (ou IX) qui inhibent les facteurs transfusés.
Il s'agit d'une complication majeure et redoutée. Si les titres de ces anticorps sont élevés, les transfusions de facteurs deviennent complètement inefficaces.
Chez un hémophile, la recherche d'un anticorps anti-facteur (ou anticoagulant circulant) doit être effectuée à intervalles réguliers et avant toute intervention chirurgicale.
Chez les hémophiles présentant un inhibiteur, on peut utiliser des facteurs de coagulation activés (Feiba®, Autoplex®).
Ces produits « court-circuitent » le facteur VIII (ou le IX).
Mais ces traitements présentant des risques majeurs : accidents thromboemboliques ou coagulations intravasculaires disséminées, il est recommandé qu'ils soient mis en œuvre par des équipes spécialisées dans le traitement de l'hémophilie.

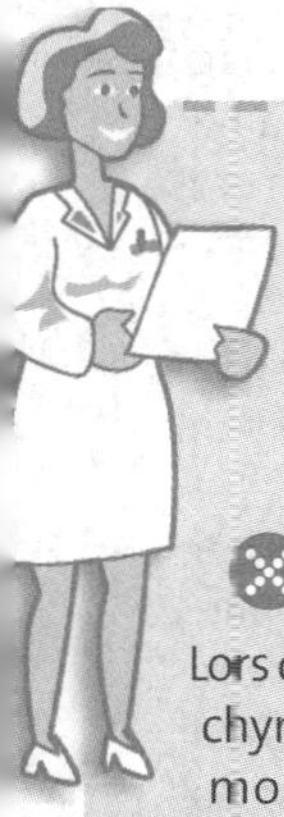

Soins infirmiers

Accueil

Lors de l'accueil, l'infirmière repère les ecchymoses au point de pression, les hémorragies cutanéo-muqueuses, les hématomes profonds siégeant au niveau des bras et mollets. Au cours de l'installation du patient, elle prend les précautions nécessaires pour éviter tout traumatisme supplémentaire, elle observe chez le malade d'éventuelles douleurs articulaires, une impotence fonctionnelle ou des hémarthroses (articulations tuméfiées, rouges, chaudes).

Soins techniques

Pratiquer, sur prescription médicale un bilan sanguin complet comprenant, entre autres, une numération-formule sanguine et une hémostase complète avec un taux de prothrombine (TP), un temps de céphaline kaolin (TCK) et un dosage du facteur VIII ou IX.

Face à un patient qui saigne, alerter le médecin et appliquer les premiers soins conservatoires sur protocole médical (arrêter le saignement, poser au besoin une voie d'abord périphérique, prendre la pression artérielle et le pouls, mesurer le taux d'hémoglobine du patient par une technique de lecture rapide), envisager, s'il y a lieu, une transfusion de globules rouges, pour compenser les pertes sanguines.

Le traitement spécifique est essentiellement substitutif et consiste à administrer des concentrés de facteurs antihémophiliques à la dose de 20 à 40 UI/kg jusqu'à l'amélioration des signes cliniques et des résultats biologiques : raccourcissement du TCK et taux de facteur VIII ou IX supérieur à 40 %.

Les fractions coagulantes se présentent sous forme de produit lyophilisé à reconstituer immédiatement avant l'utilisation. Les flacons se conservent au réfrigérateur, à une température comprise entre 2 et 8 °C. Leur administration se fait par voie intraveineuse et la tubulure doit comporter un filtre. Le débit doit être compris entre 1 et 3 mL/min. Il ne doit jamais excéder 4 mL/min.

Soins relationnels

L'annonce d'un tel diagnostic médical est toujours un choc pour le patient et sa famille. En principe, il est souvent posé chez l'enfant en bas âge. Chez l'adolescent en pleine crise pubertaire, l'approche de la sexualité déjà complexe devient tragique. De plus, il convient de gérer la culpabilité de la mère.

Soins éducatifs

Elle porte sur plusieurs points :

- nature de la maladie et mode de transmission (les hommes sont atteints, les femmes porteuses du gène) ;
- hygiène de vie (limiter les traumatismes même minimes occasionnés par les travaux de bricolage, déménagement, etc.) ;
- le sport peut être pratiqué à condition de rechercher l'endurance plutôt que la performance (marche, jogging, natation, tennis, aviron, golf, etc.). Éviter les sports de combat (judo, karaté, boxe, lutte, etc.) et proscrire les sports à risque tels que le parachutisme, le saut en élastique, l'équitation, le football américain, etc. ;
- porter toujours sur soi la carte et le livret d'hémophile, édités par l'Association française des hémophiles, sur lesquels sont consignés le type d'atteinte, les trans-

fusions reçues et les résultats biologiques, le type de produits habituellement transfusés ;
• consulter son dentiste deux fois par an et prévoir une transfusion de fractions coagulantes avant une extraction dentaire ou une intervention chirurgicale ;
• proscrire les antalgiques à base d'aspirine qui sont contre-indiqués et préférer les antalgiques à base de paracétamol ;
• conseiller la vaccination contre l'hépatite B et l'hépatite A, si elle n'est déjà faite ;
• apporter aux filles d'un patient hémophile des informations concernant d'une part, l'existence de consultations de conseil génétique et, d'autre part, la possibilité d'effectuer, en cas de grossesse, un diagnostic anténatal dès la dixième semaine ;
• mettre en place par les soignants un programme d'enseignement à partir de travaux pratiques axés :
– sur des traitements locaux (prise en charge d'une épistaxis, réalisation d'un bandage, d'une attelle, etc.) ;
– sur la pose d'une perfusion, pour permettre au patient de s'automédiquer ;
• communiquer l'adresse du Centre régional de traitement de l'hémophilie dont dépend le patient ainsi que de l'Association française des hémophiles dont le siège est au 6, rue Alexandre-Cabanel, 75015 Paris. www.alh.asso.fr

NOTES

3

Fiches : techniques de soins

FICHE TECHNIQUE

16 Les chambres implantables

But et principe

Il s'agit d'un dispositif composé d'un boîtier appelé « chambre », pourvu d'une membrane (ou septum) en silicone reliée à un cathéter veineux central allant jusqu'à l'entrée de l'oreillette droite du cœur. L'ensemble est totalement implanté sous les téguments du patient. Un tel dispositif permet de transformer les injections intraveineuses en simples injections sous-cutanées *(Fig. 10 à 13)*.

Indications

- Chimiothérapie intensive et cures en ambulatoire, dans les pathologies hématocancéreuses de longue durée.
- Alimentation parentérale.
- Antiviraux, antibiotiques.
- Produits sanguins.
- Antalgiques.
- Prélèvements sanguins répétés.

Contre-indications

- Coagulation intravasculaire disséminée.
- Thrombopénie.
- Troubles de la coagulation.

Pose de la chambre implantable

L'implantation se pratique au bloc opératoire sous anesthésie générale ou locale, par un médecin anesthésiste le plus souvent. Les grandes étapes sont les suivantes :

- pose d'un cathéter veineux central préalablement purgé au sérum physiologique dans la veine jugulaire ou sous-clavière du patient ;
- réalisation d'une poche sous-cutanée pour implanter la chambre qui sera fixée au plan musculaire par quatre sutures non résorbables ;
- tunnélisation du cathéter jusqu'à l'entrée de la poche ;

- raccordement de la chambre au cathéter par un système de verrou ;
- fermeture de l'incision cutanée ;
- contrôle radiologique.

La préparation du patient est double :
- *psychologique* : elle consiste à expliquer au patient l'intérêt de la pose d'une chambre implantable, les avantages qu'il pourra y trouver (confort, durabilité, autonomie) ;
- *physique* : douche bétadinée et tonte. Dans certains services, les infirmières préparent le champ opératoire la veille et le jour de la pose, en aseptisant la peau avec un antiseptique à large spectre. Puis elles recouvrent la peau ainsi préparée d'un champ stérile maintenu par un système de contention.

Le dossier du patient comprend une radiographie pulmonaire récente, un bilan sanguin avec hémostase complète, une lettre du médecin demandeur, une autorisation d'opérer signée et des étiquettes au nom du patient. Dans certains hôpitaux, il convient de joindre au dossier la chambre implantable à poser. Enfin, si le patient doit être transfusé en plaquettes juste avant l'intervention, il convient de joindre la poche de transfusion de plaquettes au dossier, à la dernière minute.

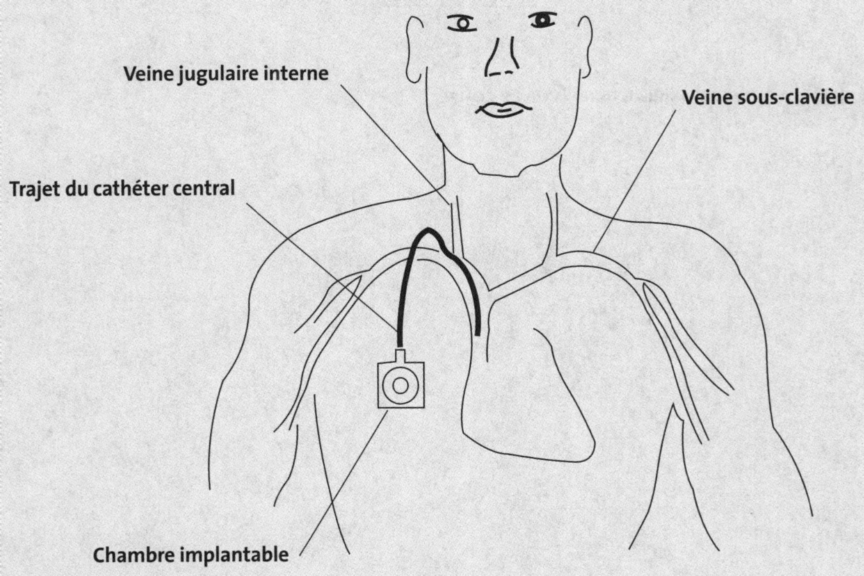

Fig. 10 Site d'implantation d'un cathéter à chambre.

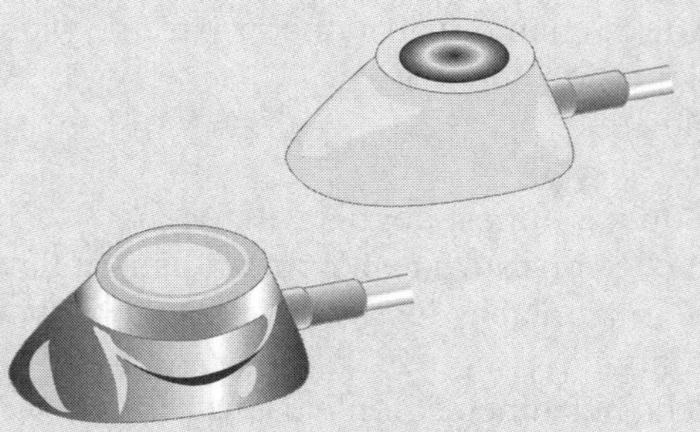

Fig. 11 Les chambres implantables.

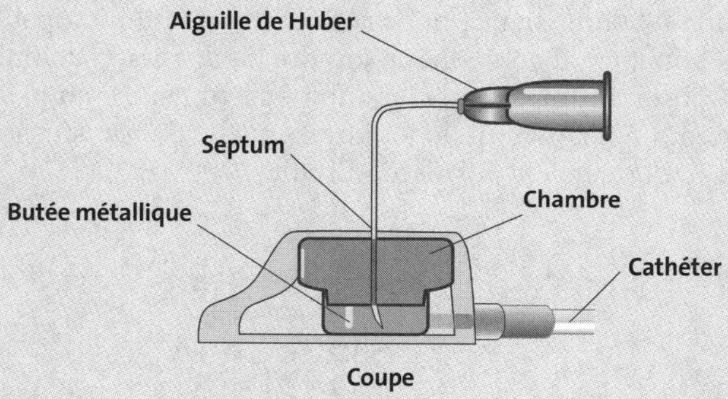

Fig. 12 La chambre implantable (vue en coupe).

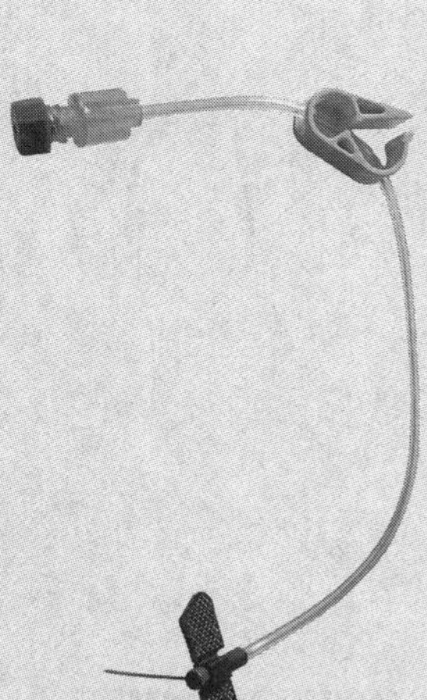

Fig. 13 Aiguille de Huber.

La surveillance du patient au retour du bloc opératoire est la suivante :
• surveillance générale, en lien avec l'anesthésie générale s'il y a lieu (respiration, coloration, pression artérielle) ;
• surveillance de la température, à la recherche d'une infection ;
• surveillance spécifique, à la recherche d'une douleur thoracique ;
• réalisation, le lendemain, d'une radiographie pulmonaire à la recherche d'un éventuel pneumothorax consécutif à la pose de la chambre implantable.
L'ablation des fils est prévue vers le dixième jour.
Toutes les manipulations au niveau de la chambre ou du robinet à trois voies se font de façon aseptique. Ces gestes font obligatoirement l'objet d'un compte rendu détaillé dans le dossier de soins du patient.

Pose de perfusion

Préparer et purger la perfusion en prenant soin de garder son extrémité dans son étui. L'installer sur un régulateur de débit.
Préparer le matériel nécessaire à la manipulation : gants stériles, compresses stériles, seringues de 10 et 20 mL, ampoules de sérum physiologique, aiguille de Huber ou aiguille coudée à 90° avec prolongateur, compresses bétadinées stériles, pansement, Stéristrip™, pompeuse, robinet à trois voies, protège-robinet, épingle à nourrice.
L'infirmière travaille avec un masque et une charlotte et elle :
• réalise un lavage chirurgical des mains ;
• vérifie l'état cutané (absence de plaie, rougeur, œdème, etc.), et la position de la chambre ;
• ouvre l'enveloppe de la paire de gants, le papier servant de champ stérile, dépose le matériel et prépare une seringue de rinçage de 20 mL avec une main gantée ;
• dépose une compresse bétadinée au niveau de la chambre ;
• enfile le second gant et réalise le montage constitué de l'aiguille de Huber et du robinet, qui est purgé ;
• désinfecte la peau avec une compresse stérile bétadinée ;
• repère la chambre par palpation et identifie l'emplacement du septum au travers de la compresse stérile inbibée d'antiseptique ;
• maintient la chambre entre deux doigts et immobilise la peau en regard du septum ;
• prévient le patient qu'elle va piquer et lui demande de tourner la tête ;
• pique la chambre au centre avec l'aiguille perpendiculairement, franchement et rapidement jusqu'à buter contre le fond métallique de la chambre (la traversée du septum donne l'impression de piquer dans une gomme à crayon). **L'air ne doit jamais entrer dans le cathéter.** Donc, il doit toujours y avoir au bout de l'aiguille, soit un robinet en position fermée, soit une seringue lorsque que l'on pique ou que l'on dépique ;
• vérifie le reflux. S'il est impossible, « amorce » en injectant 1 mL de sérum physiologique, puis aspire ;

- fait sauter le verrou d'héparine, si la chambre a été héparinée, en recueillant 10 mL de sang ;
- rince avec la seringue remplie de sérum physiologique ;
- plie une compresse en deux et la met sous les ailettes de l'aiguille, fixe le tout avec des Stéristrip™ et recouvre d'un pansement stérile occlusif ;
- clampe le robinet et branche la perfusion ;
- ouvre le robinet et met le protège-robinet ;
- ouvre la perfusion et règle son débit ;
- fixe le protège-robinet avec l'épingle à nourrice au pyjama du patient.

Après la pose

→ Noter le soin dans le dossier de soins du patient.
→ Refaire le pansement et effectuer un changement d'aiguille et de raccords tous les 4 à 5 jours, selon les protocoles des services.

Prélèvement sanguin

→ Avec Vacutainer
Prévoir deux tubes secs, un corps et un raccord de Vacutainer stériles, les tubes pour prélèvements, un bouchon de robinet stérile, une paire de gants, une seringue de 20 mL, une ampoule de sérum physiologique et une pompeuse.
Au chevet du patient, l'infirmière :

- ouvre le protège-robinet ;
- prépare un rinçage de sérum physiologique avec une main gantée ;
- enfile le second gant, applique le raccord et corps de Vacutainer sur le robinet ;
- saisit les tubes avec des compresses bétadinées et les remplit (commencer par les deux tubes secs qui serviront de purge) ;
- rince le cathéter avec la seringue de sérum physiologique de 20 mL ;
- ferme le cathéter avec un bouchon stérile.

Ensuite, l'infirmière consigne le soin et les prélèvements réalisés dans le dossier de soins.
→ Sans Vacutainer
L'infirmière doit :

- prévoir une seringue stérile de 20 mL pour la purge et le nombre de seringues suffisant pour le volume de sang à prélever ;
- rincer au sérum physiologique l'ensemble du montage, à la fin de la manipulation ;
- remplir les tubes d'examens avant de retirer les gants ;
- étiqueter les tubes d'examens au nom du patient et les acheminer vers les différents laboratoires.

Héparinisation

Elle est de plus en plus souvent remplacée par un rinçage abondant du système :
- rincer la chambre avec une seringue de sérum physiologique préparée stérilement ;
- injecter, selon les protocoles, 5 à 10 mL de sérum physiologique ;
- le robinet à 3 voies est verrouillé en maintenant la pression sur le piston de la seringue pour éviter un reflux de sang dans le cathéter, puis l'aiguille de Huber est retirée.

Désobstruction

Si le cathéter semble non perméable, l'infirmière vérifie que les tubulures ne sont pas coudées. Si ce n'est pas le cas, elle utilise de l'urokinase, sur prescription médicale et :
- travaille avec une seringue de 20 mL ;
- commence par reconstituer la poudre avec 2 mL d'eau pour préparation injectable ;
- avec la seringue de 20 mL, prélève 1 mL de solution reconstituée et complète avec 9 mL de sérum physiologique ;
- adapte la seringue sur le robinet à 3 voies ;
- aspire pour créer une dépression et relâche le piston et ainsi de suite plusieurs fois, jusqu'à injecter 1 ou 2 mL.

Consignes :
- ne jamais pousser sous pression pour ne pas provoquer la rupture du cathéter ;
- laisser la solution en contact, puis aspirer, dès que le reflux se produit ;
- récupérer les 10 mL de solution d'urokinase et de sérum physiologique ;
- jeter la seringue et rincer au sérum physiologique ;
- noter les actes dans le dossier de soins du patient.

Complications

→ Complications immédiates à la pose d'une chambre implantable :
- rupture intravasculaire du cathéter ;
- embolie gazeuse ;
- risque d'hémothorax par ponction de l'artère sous-clavière ou carotide ;
- pneumothorax par blessure du dôme de la plèvre ;
- hématomes/hémorragies locales.

→ Complications tardives :
- complications infectieuses ;

- thromboses sur cathéter ;
- obstruction par verrou héparinique mal réalisé ou par incompatibilité de produits ;
- rupture des fils d'amarrage (bien maintenir la chambre lors du retrait de l'aiguille de Huber) ;
- extravasation par fissure du cathéter (bien vérifier le reflux).

Conseils à l'intention des soignants

Il est essentiel de travailler dans le respect des règles d'asepsie.
Une surveillance régulière du débit de la perfusion, des rinçages entre chacun des produits, une connaissance parfaite des produits qui pourraient précipiter entre eux, un rinçage systématique après les produits sanguins sont des atouts d'efficacité et de durabilité de la chambre implantable.

Conseils à l'intention du patient

Le patient doit comprendre l'intérêt de ce cathéter et pouvoir participer à sa surveillance.
Pour ce faire, il faut expliquer au patient le dispositif (cathéter + chambre), ses avantages, ses inconvénients (porte d'entrée des infections).
Il faut lui préciser que le cathéter ne doit pas être utilisé à domicile autrement que par un professionnel. Dans les cas où un verrou de solution héparinée a été fait lors du débranchement du patient, il est refait par une infirmière toutes les quatre semaines. Le pansement mis par l'infirmière peut être retiré le lendemain de l'hospitalisation.
Il faut expliquer au patient les signes qui doivent le conduire à consulter en urgence : douleur, rougeur, plaie, œdème, gonflement du bras.
Il faut éviter les sports violents tels que les arts martiaux.

Durabilité des chambres implantables

La durée de vie d'une chambre implantable est en moyenne de 12 à 18 mois. Cependant, il est tout à fait possible de la garder plusieurs années.
Cette durée de vie dépend de deux facteurs principaux :
- la maîtrise des manipulations effectuées par le personnel soignant ;
- la qualité du processus éducatif conduit auprès du patient, concernant sa chambre implantable.

FICHE TECHNIQUE

Les diffuseurs de médicaments anticancéreux et antalgiques

17

But et principe

Les diffuseurs sont utilisés pour délivrer une perfusion médicamenteuse de façon continue, grâce à un système de ballonnet à usage unique. Un code de couleurs sur les diffuseurs indique la vitesse constante à laquelle passera le traitement. Les diffuseurs sont légers et fonctionnent de façon autonome sans batterie ni moteur sur un ou plusieurs jours. Le système peut être adapté à un prolongateur relié à une aiguille pour injection sous-cutanée, à un cathéter intraveineux, ou à une aiguille de Huber pour injection dans une chambre implantable. Les diffuseurs de médicaments permettent d'obtenir des concentrations plasmatiques efficaces, continues, la diminution des effets indésirables de certains médicaments et l'autonomie des patients. Ils sont inscrits au Tarif interministériel des prestations sanitaires (TIPS) et sont maintenant remboursés par la Sécurité sociale.

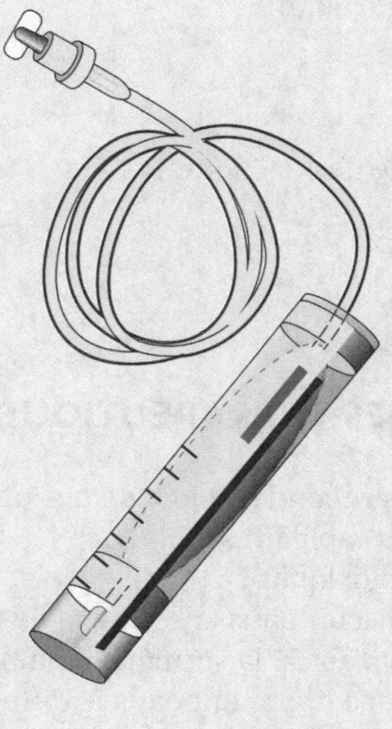

FIG. 14 LE DIFFUSEUR.

Indications

Les diffuseurs de médicaments ou infuseurs sont principalement indiqués en onco-hématologie :
- chimiothérapie en ambulatoire ;
- administration d'antalgiques.

Descriptif

Un diffuseur est constitué d'un ballon de latex de capacité maximale de 60 mL qui est protégé à l'intérieur d'un tube de plastique transparent gradué fermé à une extrémité par une capsule plastique et prolongé par une tubulure de 60 cm munie d'un clamp. La partie terminale de la tubulure renferme un filtre et un régulateur de débit qui est un petit cylindre percé au rayon laser *(Fig. 14)*.

Matériel

- Blouse.
- Masque.
- Paire de gants stériles.
- Compresses stériles.
- Antiseptique.
- Seringue verrouillable de 60 mL.
- Pompeuse.
- Médicaments prescrits.
- Diluants.
- Diffuseur(s) (autonomie de 1 à 5 jours).
- Plateau.
- Sac pour les déchets.
- Boîte pour les aiguilles.

Préparation des thérapeutiques

L'écoulement des produits répond à la loi de Poiseuille (loi d'écoulement des liquides dans les tubes capillaires).

➔ Pour dispenser des cytotoxiques :
- préparer la solution à injecter dans la seringue de 60 mL verrouillable ;
- chasser toutes les bulles d'air de la seringue et la purger ;
- injecter par pression douce le produit dans le diffuseur placé à la verticale. Lorsque la tubulure est entièrement purgée, revisser le bouchon au bout de la tubulure. Vérifier l'absence de bulles d'air. Remettre le bouchon

à la partie inférieure du diffuseur ;

- inscrire sur une étiquette que l'on colle sur le diffuseur : le nom du patient, la date, l'heure de la pose, le nom du médicament, sa concentration, le volume total introduit dans le réservoir ;
- le diffuseur est mis à l'intérieur d'un petit sac qui peut être suspendu à l'aide d'une épingle de nourrice à l'intérieur des habits du patient. Tout est prêt pour raccorder la tubulure au patient. La plupart du temps, on utilise un robinet à trois voies préalablement purgé.

La tubulure du diffuseur est souple. Quelle que soit la position dans laquelle on place celui-ci, elle ne modifie en rien l'écoulement des produits. Il en est de même si on coince la tubulure. **Le débit est indéréglable.**

➜ Pour dispenser des antalgiques

Il existe un modèle appelé « module de contrôle » qui permet au patient souffrant de douleurs intenses de se délivrer en bolus la dose d'antalgique qu'il aurait dû recevoir en 1 heure. Il lui suffit de presser un bouton-poussoir situé sur un bracelet spécial fixé à son poignet.

Incidents et accidents

Imprécisions dans les horaires, dues à la viscosité des médicaments utilisés, à la température du patient et de l'environnement.

NOTES

4

Fiches : examens complémentaires

18 Le myélogramme

But et principe

C'est l'examen cellulaire de la moelle osseuse. Il permet d'analyser un dérèglement de la fonction de production des cellules souches des éléments circulants du sang et d'en cibler la cause. Le prélèvement s'effectue généralement au niveau du sternum *(Fig. 15)*, sauf en cas d'irradiation antérieure de cette zone (on n'y trouverait plus de moelle) ou d'antécédent de sternotomie (zone de fragilité).

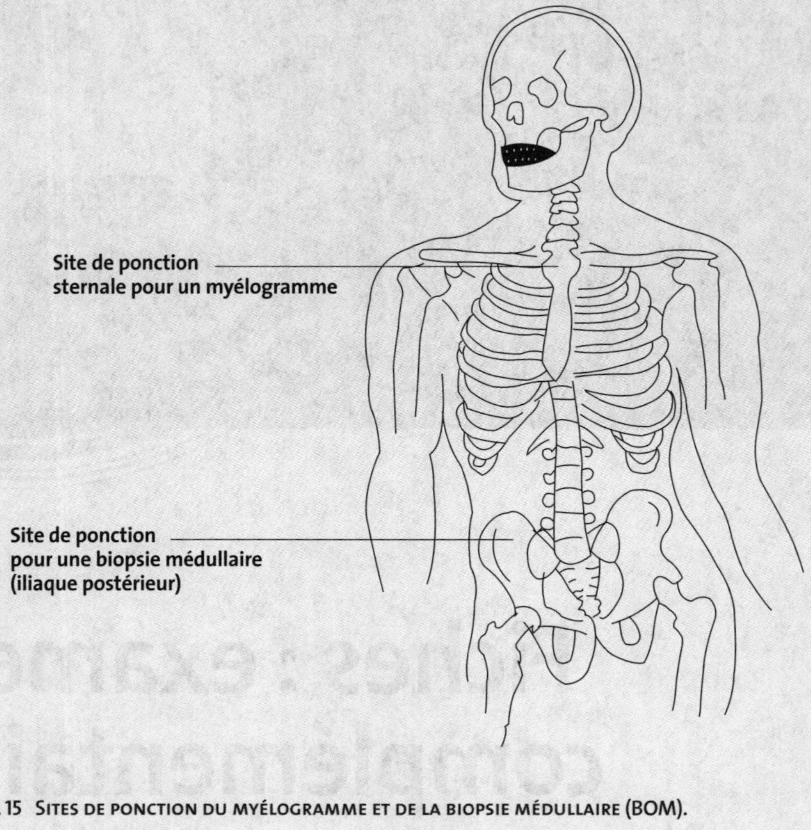

FIG. 15 SITES DE PONCTION DU MYÉLOGRAMME ET DE LA BIOPSIE MÉDULLAIRE (BOM).

Indications

Pancytopénie (diminution des globules blancs, des plaquettes et des globules rouges dans le sang circulant) arégénérative sans cause évidente, diagnostic d'une leucémie, bilan diagnostique d'un myélome, exploration d'une thrombopénie, d'une granulopénie, etc.
Il n'existe pas de réelle contre-indication à cet examen, toutefois le médecin évite de prélever au niveau sternal en cas d'antécédent de fracture ou après chirurgie thoracique avec abord trans-sternal. Le prélèvement peut également s'effectuer sur l'épine iliaque postérieure ou antérieure.

Matériel

- Antiseptique cutané.
- Compresses stériles.
- Anesthésique de contact (pommade transcutanée posée 1 heure avant le myélogramme et 1 h 30 avant si le patient a une peau colorée).
- Trocart de Mallarmé à usage unique.
- Seringue de 20 mL, adaptable au trocart.
- Gants stériles.
- Lames de verre.
- Pansement stérile.

Description de la méthode

Voir figure 16.
Le patient est installé en décubitus dorsal ou ventral selon que le médecin veut ponctionner la crête iliaque antérieure ou postérieure. Une asepsie cutanée est réalisée.
Le prélèvement s'effectue généralement sur un os plat (sternum ou épine iliaque antérieure ou postérieure) après une éventuelle anesthésie superficielle des téguments.
Il est procédé au repérage du point de ponction au niveau du manubrium sternal, sur la ligne médiane, au niveau du premier espace intercostal *(Fig. 15)*.
L'opérateur enfile des gants stériles.
La ponction proprement dite est réalisée à l'aide d'un trocart de Mallarmé *(Fig. 17)* qui perce les tissus mous puis la corticale osseuse sous-jacente avant de se retrouver dans la moelle rouge où l'opérateur, après retrait du mandrin, effectue une aspiration médullaire grâce à une seringue.
Il est procédé à la compression du point de ponction jusqu'à l'arrêt du saignement.
Le produit de l'aspiration médullaire est immédiatement étalé sur des lames afin de réaliser un frottis cellulaire *(Fig. 18)*.

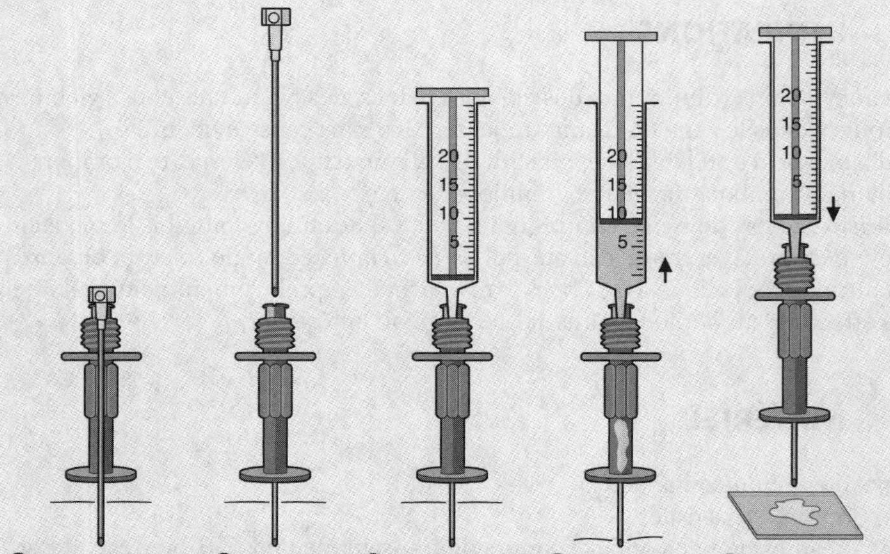

FIG. 16 RÉALISATION D'UNE PONCTION DE MOELLE OSSEUSE.

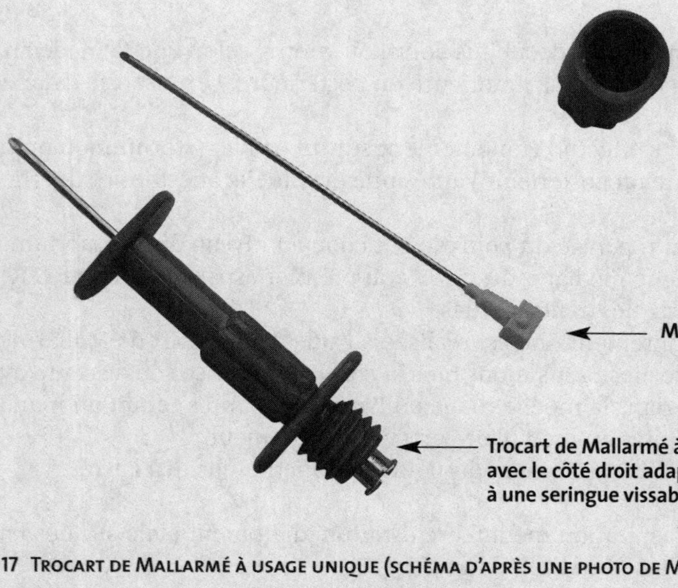

FIG. 17 TROCART DE MALLARMÉ À USAGE UNIQUE (SCHÉMA D'APRÈS UNE PHOTO DE M. MAROLLA).

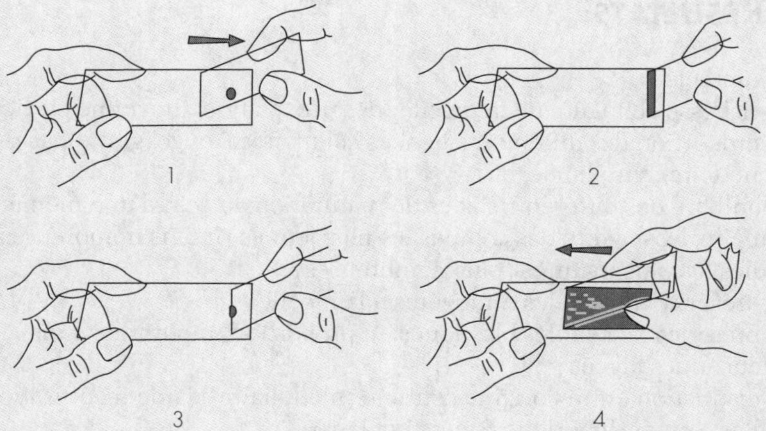

Fig. 18 Confection d'un frottis.

Les lames préalablement identifiées au nom du malade sont acheminées vers le laboratoire de cytologie. Les soins sont transcrits dans le dossier de soins.
Le résultat de l'examen est obtenu dans des délais rapides (inférieurs à 24 heures) et transmis au médecin.
Un pansement sec, stérile et compressif est appliqué sur le point de ponction.

Soins infirmiers

Dans les heures qui suivent l'examen, l'infirmière surveille l'aspect du pansement afin de détecter tout saignement ; elle le renouvelle si besoin, en y ajoutant, selon les habitudes du service, de la thrombase ou du Coalgan®.
Les constantes du patient sont relevées et les résultats de l'examen récupérés et transmis au médecin.

Incidents et accidents

Un traumatisme thoracique est exceptionnel.
Chez les patients présentant une fibrose médullaire importante, l'aspiration de la moelle est très difficile, voire impossible.

Conseils à l'intention du patient et du soignant

Expliquer au patient que l'examen ne dure que quelques secondes, que l'aspiration pourra être un peu désagréable. Lever les a priori et permettre l'expression des craintes.
L'infirmière doit s'assurer que les prélèvements sont acheminés rapidement et en toute sécurité en raison de la difficulté de renouveler l'examen.

Résultats

On apprécie :

- la richesse cellulaire de la moelle (déserte, pauvre, moyenne ou riche) ;
- la proportion des différentes lignées cellulaires (rouge, granuleuse, plaquettaire, lymphoïde, etc.) ;
- l'équilibre des différents stades de maturation au sein d'une même lignée cellulaire, c'est-à-dire des cellules les plus jeunes (moins nombreuses) aux cellules les plus matures (plus nombreuses) ;
- la présence de cellules étrangères à la moelle ;
- la présence de cellules blastiques en proportion importante dans les leucémies aiguës ;
- la distinction entre l'origine centrale (médullaire) d'une insuffisance cellulaire ou périphérique (sang circulant).

Une moelle normale est facile à prélever, riche, sans cellules étrangères au tissu hématopoïétique. Elle montre une répartition harmonieuse des différents stades de maturation des cellules de la lignée blanche avec un aspect dit en pyramide, c'est-à-dire peu de cellules jeunes, et d'autant plus de cellules matures au fur et à mesure de la différenciation. On observe, en outre, la présence de mégacaryocytes (précurseurs des plaquettes sanguines) d'allure non dysmorphique.

On peut profiter du prélèvement de moelle pour réaliser d'autres examens selon la pathologie en cause : étude des chromosomes par un caryotype, recherche de bacilles de Koch par myéloculture, etc.

La biopsie ostéo-médullaire

19

But et principe

À la différence de la ponction sternale où seul un liquide est prélevé par aspiration, permettant une simple analyse des cellules contenues dans la moelle, la biopsie ostéo-médullaire prélève un fragment osseux en l'état. Ce prélèvement renseigne sur l'ensemble du tissu hématopoïétique et de son environnement osseux *(Fig. 19)*.

Indications

Bilan d'extension des lymphomes, diagnostic d'une aplasie médullaire, d'une fibrose médullaire, etc. En oncologie, on recherche des métastases médullaires de certains cancers à haut risque de telles localisations, comme le cancer pulmonaire anaplasique à petites cellules.

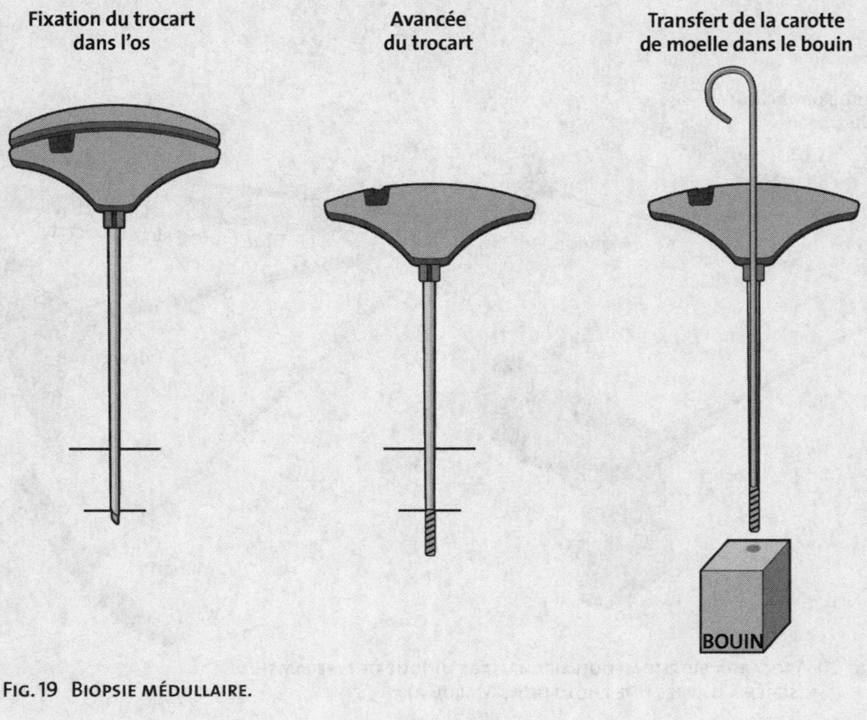

Fig. 19 Biopsie médullaire.

Matériel

- Antiseptique cutané selon le protocole du service, à base de polyvidone iodée (Bétadine®) ou de chlorhexidine.
- Compresses stériles.
- Gants à la taille de l'opérateur.
- Trocart de Tanzer ou de Jamshidi (matériel à usage unique) *(Fig. 20)*.
- Matériel pour anesthésie locale, comprenant une seringue de 20 mL, une aiguille intramusculaire et de la Xylocaïne® à 1 %.
- Scalpel.
- Pot stérile contenant du liquide de Bouin aqueux.
- Pansement stérile.

Description de la méthode

Le prélèvement s'effectue généralement au niveau de l'épine iliaque postérieure après une bonne anesthésie des tissus mous ainsi que de la corticale osseuse. Il s'agit d'un geste nettement plus douloureux qu'une simple aspiration de moelle. La biopsie proprement dite est réalisée à l'aide d'un trocart spécial *(Fig. 19)* qui perce les tissus mous, la corticale osseuse sous-jacente et permet d'extraire un fragment osseux tout comme un carottage.

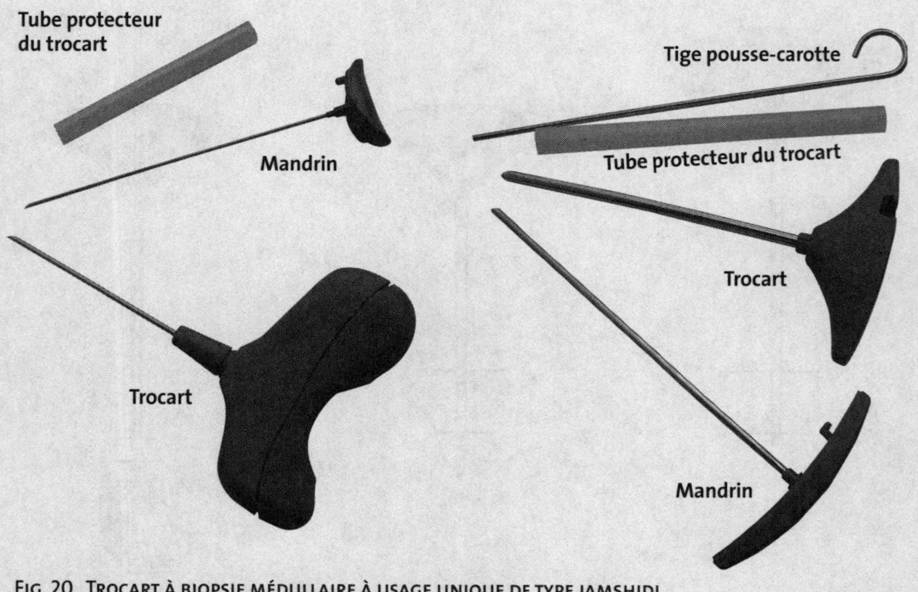

Fig. 20 Trocart à biopsie médullaire à usage unique de type Jamshidi (schéma d'après une photo de M. Marolla).

La prémédication est facultative, mais recommandée par un anxiolytique ou un myorelaxant par voie orale une demi-heure avant le prélèvement.
Consignes à respecter :
- l'infirmière veille à ce que le patient soit confiant et détendu ;
- le patient est installé en procubitus, idéalement sur un plan dur ;
- les tubérosités iliaques postérieures sont repérées ;
- une désinfection cutanée large est pratiquée ;
- l'anesthésie locale est réalisée plan par plan à la Xylocaïne® jusqu'au périoste qui doit être soigneusement infiltré à plusieurs reprises ;
- une pause de 1 à 2 minutes est respectée pour laisser le temps à l'anesthésie d'agir ;
- une incision de la peau est réalisée à l'aide d'un scalpel ;
- le trocart est fixé dans l'os puis il est procédé au retrait du mandrin ;
- on progresse dans l'os en vissant, tout en repérant la profondeur à l'aide d'une sonde (on tente d'obtenir 2 cm) ;
- on procède au retrait du trocart et à la compression forte du point de ponction ;
- la « carotte » est déposée immédiatement dans le liquide de Bouin ;
- un pansement compressif est mis en place ;
- le prélèvement est acheminé au laboratoire d'anatomopathologie après étiquettage précisant le nom du patient, la date, et le lieu de ponction.

Incidents et accidents

- Patient angoissé, agité, algique en raison d'un manque de préparation ou d'une anesthésie insuffisante.
- Saignement au point de ponction (surtout chez des patients thrombo-péniques) ; on peut utiliser des produits hémostatiques locaux, une compression plus forte et prolongée.
- Rupture du trocart dans l'os, rare, pouvant nécessiter un acte chirurgical local pour extraire le matériel étranger.
- Choc allergique à la Xylocaïne®, accident rare mais potentiellement grave pouvant nécessiter une réanimation.
- Infection au point de ponction.

Conseils à l'intention du patient et du soignant

Cet examen nécessite une bonne collaboration du patient. Il est important que ce dernier soit convenablement informé du déroulement de l'examen.
Le patient est prévenu que l'anesthésie locale est peu douloureuse et qu'ensuite il ne sentira que la pression exercée par l'opérateur.
Après l'examen, l'infirmière surveille le point de ponction de façon à déceler toute hémorragie, elle est particulièrement vigilante chez les patients

thrombopéniques ; les constantes, pouls et pression artérielle, sont prises régulièrement dans les heures qui suivent.
Avant l'examen, l'infirmière interroge le patient sur d'éventuels antécédents d'allergie ou de malaise suscités par les anesthésies. L'infirmière conseille aux patients prémédiqués un repos de quelques heures.

Résultats

La préparation de l'échantillon (décalcification, coloration, etc.), réalisée avant son analyse, exige des délais supérieurs à ceux d'un myélogramme, généralement 1 semaine. Sont étudiées la richesse cellulaire de la moelle, l'organisation architecturale, l'existence d'une fibrose associée, la présence de cellules étrangères à la moelle (lymphome, métastases de cancer).

L'adénogramme

But et principe

L'adénogramme est un examen permettant d'analyser cytologiquement les cellules contenues dans un ganglion. On réalise une simple ponction-aspiration à l'aide d'une aiguille à injection intramusculaire au niveau d'un ganglion accessible (sus-claviculaire, inguinal), puis le suc recueilli est étalé sur une lame *(Fig. 21)*. On peut ainsi dépister des cellules pathologiques, trouver des agents infectieux devant un ganglion d'allure suspecte et orienter le diagnostic.

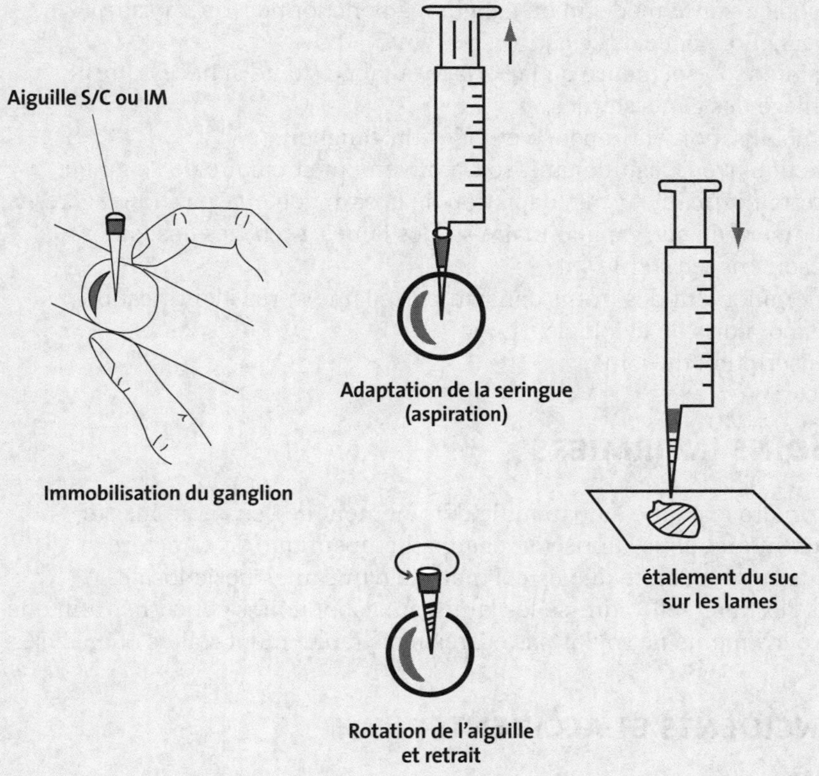

Fig. 21 Techniques de l'adénogramme.

Indications

Persistance durable (quelques semaines) d'une adénopathie superficielle en dehors d'un contexte évident. Il n'existe aucune contre-indication à la réalisation de cet examen.

Matériel

→ Antiseptique cutané.
→ Compresses stériles.
→ Gants stériles à la taille de l'opérateur.
→ Seringue de 10 mL et aiguille d'un calibre égal à 6 ou 8 dizaines de mm.
→ Lame de verre et laque de fixation.
→ Pansement de type Mépore.

Description de la méthode

→ Installation du patient en position confortable.
→ Repérage par le médecin du ganglion à ponctionner (on choisira un ganglion facile d'accès).
→ Désinfection soigneuse de la surface cutanée (tonte si nécessaire).
→ Enfilage des gants stériles.
→ Immobilisation entre pouce et index du ganglion.
→ Ponction avec l'aiguille puis, soit mouvement circulaire de l'aiguille et retrait immédiat, soit adaptation de la seringue et aspiration légère.
→ Étalement du suc ganglionnaire sur les lames, séchages des lames.
→ Pansement sec stérile.
→ Acheminement des frottis dans un porte-lame après identification au laboratoire de cytologie.
→ Transcription du soin.

Soins infirmiers

L'infirmière explique au patient le déroulement de l'examen, insiste sur son intérêt dans la prise en charge thérapeutique, le caractère parfaitement indolore du geste, l'inutilité d'une anesthésie locale. Après l'examen, elle adresse les lames aux laboratoires concernés afin que les prélèvements ne soient pas égarés mais rapidement traités et analysés.

Incidents et accidents

Les incidents et accidents sont mineurs :
- échec, la ponction est dite blanche ;

- hématome au point de ponction ;
- surinfection (évitable par les mesures d'asepsie).

Résultats

L'étude des cellules (ou la recherche de bactéries dans un contexte infectieux) permet une orientation diagnostique mais ne peut être décisive. On pourra rechercher :

- des polynucléaires neutrophiles altérés évoquant une infection bactérienne ;
- des cellules lymphoïdes activées dans un contexte d'infection virale ;
- des cellules d'allure néoplasique (métastase ganglionnaire) ;
- des cellules blastiques (leucémie) ;
- une cytologie normale retrouve une large majorité de lymphocytes d'aspect normal.

21 La biopsie ganglionnaire

But et principe

La biopsie ganglionnaire est un geste plus agressif qu'un simple adénogramme. Ce geste peut nécessiter une anesthésie générale et s'effectue au bloc opératoire par un chirurgien, permettant l'ablation d'un ou de plusieurs ganglions afin d'effectuer un examen anatomopathologique.

Indications

Présence de ganglion(s) persistant(s) sans explication claire.

Matériel

- Champs stériles.
- Compresses stériles.
- Gants stériles à la taille de l'opérateur.
- Matériel de dissection.
- Pot stérile.
- Matériel de suture.
- Pansement stérile.

Description de la méthode

- Anesthésie locale, loco-régionale, ou générale.
- Asepsie cutanée.
- Abord du ganglion après incision tégumentaire.
- Dissection des plans superficiels et ablation du ganglion.
- Fermeture de la peau par des points séparés.
- Mise en place d'un pansement stérile.

Il faut noter qu'il est parfois nécessaire de réaliser une thoracotomie, avec ou sans ablation d'un morceau de côte, pour faire une biopsie d'un ganglion médiastinal. Une attention particulière sera portée au patient compte tenu du caractère douloureux (difficulté respiratoire) de cette intervention.

Soins infirmiers

Il s'agit d'une petite intervention. L'infirmière prépare le patient sur le plan physique et psychologique. Elle compose le dossier préopératoire.
Le dossier comprend une radiographie pulmonaire, un électrocardiogramme, une numération-formule sanguine, un bilan de l'hémostase, un ionogramme, une glycémie, un bilan hépatique, une carte de groupe avec deux déterminations, une recherche d'agglutinines irrégulières, des étiquettes et une autorisation d'opérer signée.
La préparation physique du patient consiste en une douche bétadinée, une tonte large, une désinfection de la peau et la mise en place d'un champ stérile.
La prémédication se fait avant que le patient ne descende au bloc opératoire, le plus souvent avec de l'Atarax® *per os*.
Au retour du bloc, la surveillance se fait en fonction du type d'anesthésie. L'infirmière surveille les constantes du patient (pouls et pression artérielle, fréquence respiratoire), ainsi que la coloration de la peau, l'état de conscience dans le cas d'une anesthésie générale, et la reprise de la diurèse. Elle détecte la survenue d'une hémorragie ou d'un hématome.
L'ablation des fils se fait vers le septième jour.

Incidents et accidents

Ils sont éventuellement liés à l'anesthésie, qui toutefois est très rapide. On peut observer parfois des saignements chez les patients thrombopéniques, pour lesquels il est utile de prévoir une transfusion de plaquettes en préopératoire, voire en postopératoire si le pansement est hémorragique.

Résultats

Le prélèvement frais (non fixé dans le liquide de Bouin), acheminé au laboratoire d'anatomopathologie, permet, après sa section en fines tranches, l'analyse de l'organisation des cellules au sein du ganglion, de la disparition ou non des structures normales. Les résultats sont connus au bout de 1 semaine environ. Cet examen particulièrement fiable a une visée diagnostique et pronostique.

22 La ponction lombaire avec injection

But et principe

Les méninges constituent une enveloppe protégeant l'ensemble du système nerveux central, c'est-à-dire le cerveau et la moelle épinière *(Fig. 22 et 23)*. Entre les méninges et le système nerveux central circule un liquide appelé liquide céphalo-rachidien (LCR). Les méninges constituent une barrière peu ou pas franchissable pour de nombreux médicaments, notamment certains antibiotiques (comme les aminosides) ou chimiothérapies cytotoxiques.
Un grand nombre d'hémopathies malignes ont un tropisme neurologique important (lymphome lymphoblastique, leucémie aiguë hyperleucocytaire, etc.). Ainsi, des cellules malignes localisées à l'intérieur des méninges peuvent-elles échapper à l'action cytotoxique des chimiothérapies dispensées par voie générale (orale ou intraveineuse).
Les chimiothérapies délivrées par voie veineuse, ne franchissant pas la barrière méningée en quantité suffisante, doivent être administrées directement dans le système nerveux central, en franchissant la barrière méningée, par le biais de ponctions lombaires avec injection intrathécale directe des produits à administrer.

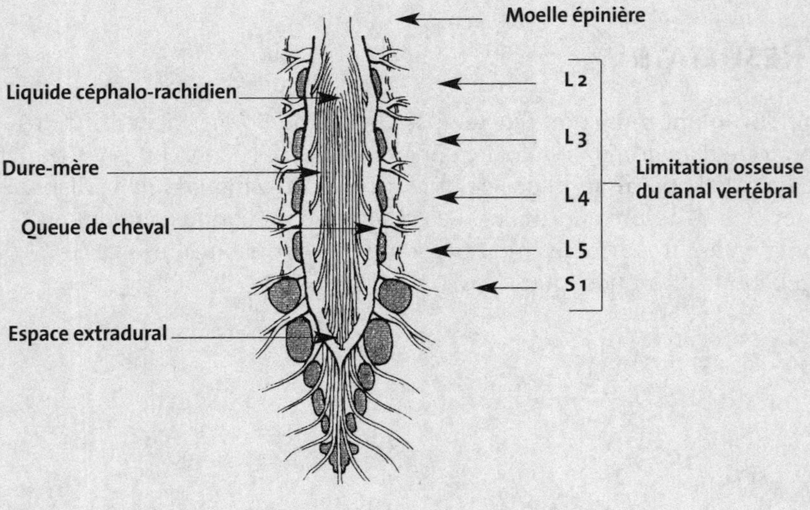

Fig. 22 Moelle épinière et nerfs rachidiens.

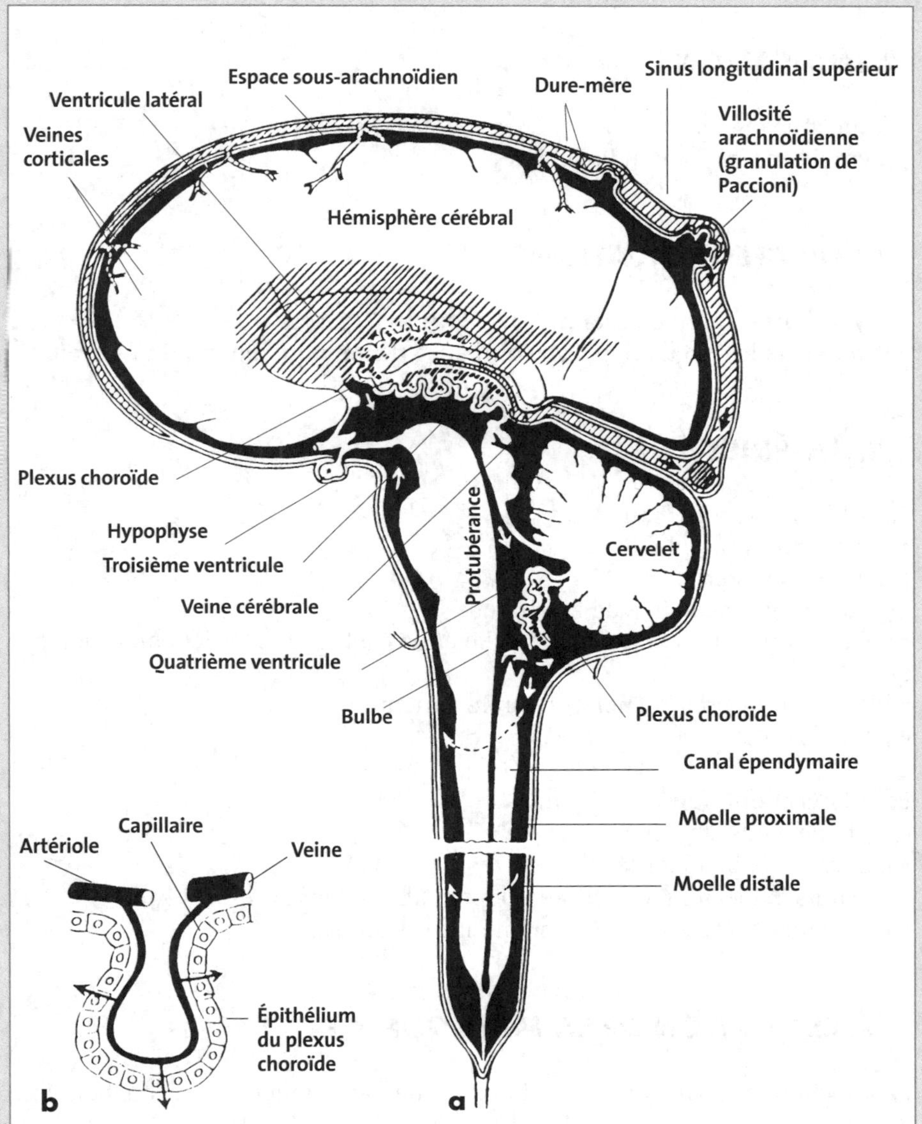

FIG. 23 a) CIRCULATION DU LIQUIDE CÉPHALO-RACHIDIEN (EN VIOLET). LES FLÈCHES INDIQUENT LE SENS DE LA CIRCULATION. LE DESSIN REPRÉSENTE UNE SECTION MÉDIANE DU SYSTÈME NERVEUX ET MONTRE DONC LE TROISIÈME VENTRICULE, L'AQUEDUC DE SYLVIUS, LE QUATRIÈME VENTRICULE ET LE CANAL ÉPENDYMAIRE AVEC LA TAILLE APPROXIMATIVE ET LA SITUATION D'UN DES VENTRICULES INDIQUÉE PAR DES TRAITS OBLIQUES. NOTEZ L'OUVERTURE DU QUATRIÈME VENTRICULE PAR LAQUELLE LE LIQUIDE ATTEINT LES ESPACES SOUS-ARACHNOÏDIENS. NOTEZ AUSSI UNE DES VILLOSITÉS ARACHNOÏDIENNES PAR OÙ LE LIQUIDE GAGNE LE SANG VEINEUX DES SINUS DURAUX.
b) SCHÉMA D'UN PLEXUS CHOROÏDE. LE LIQUIDE CÉPHALO-RACHIDIEN SE FORME À PARTIR DU PLASMA SANGUIN ET PASSE À TRAVERS L'ÉPITHÉLIUM CHOROÏDIEN DANS L'ESPACE VENTRICULAIRE. (MODIFIÉ D'APRÈS RASMUSSIN A. T. : *THE PRINCIPAL NERVOUS PATHWAYS*. 3E ÉD. MACMILLAN COMPAGNY. 1945.)

Indications

→ Leucémie aiguë.
→ Lymphome malin non hodgkinien.

Contre-indications

→ Hypertension intracrânienne.
→ Trouble de la coagulation non compensé (thrombopénie importante, etc.).

Matériel

Pour la ponction lombaire :
• antiseptique cutané ;
• compresses stériles ;
• gants stériles à la taille de l'opérateur ;
• aiguille à ponction lombaire de taille et de calibre adaptés à la morphologie du patient ;
• tubes stériles pour recueillir le prélèvement du LCR ;
• pansement stérile.

Pour l'injection intrarachidienne :
• paire de gants stériles ;
• champ de papier stérile ;
• produits à injecter (Aracytine®, Dépomédrol®, Méthotrexate® sans conservateur), préparés préalablement dans des seringues.

Description de la méthode

La ponction lombaire avec injection est faite par le médecin en collaboration avec l'infirmière.
L'infirmière commence[1] par préparer de façon stérile la solution à injecter et :
• ouvre l'enveloppe de la paire de gants stériles ;
• dépose la seringue destinée à l'injection et les compresses sur le champ stérile constitué par l'enveloppe des gants ;
• prépare l'injection d'un volume restreint de quelques millilitres, après s'être ganté une main, l'autre aidant à servir ;
• ferme le champ pour conserver l'injection stérile ;
• propose au patient d'uriner avant l'examen.

1. NB : Sur prescription médicale, on peut appliquer des pommades anesthésiantes (type EmLa®) 1 à 2 heures avant le geste, rendant l'examen beaucoup moins douloureux.

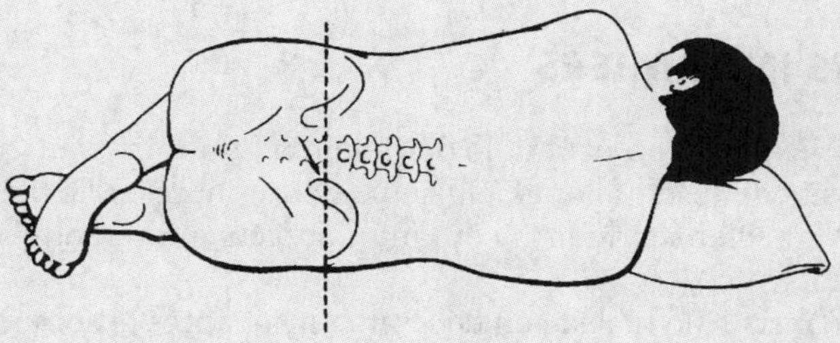

Fig. 24 Position du patient lors de la ponction lombaire s'il est inconscient ou que la position assise n'est pas possible.

Le patient est alors installé en position assise sur le bord du lit, les jambes pendantes, le dos fléchi en s'enroulant au besoin autour d'un oreiller ; s'il est inconscient, il sera positionné sur le côté *(Fig. 24)* ; le champ stérile est placé derrière le patient et le médecin ;

- enfile les gants et aseptise la peau au voisinage du point de ponction ;
- pique le patient entre les dernières vertèbres lombaires, en dessous de la moelle épinière, dans l'axe de la colonne (les repères sont généralement facilités par les crêtes iliaques) ;
- procède au retrait du mandrin, une fois l'aiguille arrivée dans les méninges : le liquide céphalo-rachidien doit s'écouler goutte à goutte, sans jamais être aspiré, les tubes destinés à recueillir le LCR étant placés sous l'aiguille ;
- évacue une quantité de liquide sensiblement égale au volume des produits à injecter. Le liquide retiré sera analysé (recherche de cellules malignes, de germes, dosage des protéines, du glucose, etc.) ;
- injecte ensuite, avec la même aiguille laissée en place, les substances cytotoxiques (comme l'Aracytine® ou le Méthotrexate®) ;
- retire rapidement le trocart après avoir replacé le mandrin.

On procède ensuite au massage du point de ponction avec une compresse stérile et un pansement est mis en place.

Les prélèvements, après identification, sont acheminés vers les différents laboratoires (biochimie, cytologie, bactériologie).

L'infirmière procède à la transcription du soin, en précisant le degré de tolérance, la nature et la quantité des thérapeutiques administrées.

Ce geste doit être entouré de certaines précautions :

- prémédication éventuelle (tranquillisants, myorelaxants) ;
- taux de plaquettes supérieur à 50.10^9/L (50 000/mm^3) avec un bilan d'hémostase normal ;
- décubitus strict prolongé après la ponction-injection (au moins 2 heures), afin de permettre une bonne diffusion jusqu'au cerveau des produits injectés.

Soins infirmiers

L'infirmière explique au patient le déroulement du soin avant sa réalisation et la nécessité de rester allongé plusieurs heures après. Elle demande au patient de régler ses affaires courantes auparavant (toilette, coups de fil, déplacements, etc.).
L'infirmière installe le malade en décubitus strict après le soin (dorsal ou ventral) et lui demande de rester ainsi 2 heures au minimum. Elle apporte une carafe d'eau munie d'une paille ou d'une tubulure afin de permettre au patient de boire environ 1 L dans les heures qui suivent l'examen. Elle pense à rapprocher la sonnette et le bassin ou urinal du malade.
Elle surveille les signes vitaux : pouls, pression artérielle, fréquence respiratoire, deux fois par heure et détecte toute survenue de céphalées, de nausées, de vomissements et de douleurs lombaires. Elle est particulièrement vigilante lors de la première injection.
Il est essentiel de consigner dans le dossier de soins du patient les dates des injections intrarachidiennes ainsi que les produits injectés à chaque fois, de façon à permettre un suivi efficient du patient.

Incidents et accidents

➔ Geste traumatique avec recueil de LCR hémorragique pouvant troubler les analyses.
➔ Échec de la ponction (patient pusillanime, malformation des vertèbres, etc.).
➔ Céphalées persistant plusieurs heures ou plusieurs jours.

Des accidents graves peuvent survenir, ils sont néanmoins rares :
- toxicité locale des chimiothérapies employées avec risques de paraplégie (rares) ;
- crise convulsive, coma de décérébration en cas de ponction avec hypertension intracrânienne importante.

Résultats

L'analyse du LCR s'effectue :
- à « l'œil » : normalement le liquide est clair, ou « eau de roche » ;
- sur le plan cytologique : normal avec moins de 5 cellules lymphocytaires par mm^3, ou présence de nombreuses cellules pathologiques ;
- sur le plan biochimique : taux de protéine (normale entre 0,2 et 0,4 g/L) et de glucose (valeur normale équivalant à la moitié de la glycémie, c'est pourquoi il convient, en règle générale, de prélever du sang pour effectuer une glycémie contemporaine de l'examen) ;
- sur le plan bactériologique : normalement, absence de germe.

NOTES

5

Fiches pharmacologiques

FICHE PHARMACOLOGIQUE

23 Les alkylants

Les alkylants ont une action directe sur l'ADN existant.

Dénomination et voie d'administration	Exemples d'indication (non exhaustifs)	Effets secondaires principaux	Surveillance (non exhaustive)
Méchlorétamine (Caryolysine®) IV.	Maladie de Hodgkin.	Vomissements. Toxicité médullaire.	NFS. Uricémie. Rincer la veine.
Cyclophosphamide (Endoxan®) *per os* – IV – IM.	Traitement prégreffe. Lymphome. Leucémie aiguë.	Vomissements. Toxicité médullaire. Cystite hématurique. Alopécie. Toxicité cardiaque et rénale.	NFS. Créatinine. Transaminases. Hyperhydratation et Mesna. Urine. ECG.
Busulfan (Misulban®) *per os* – IV.	Traitement prégreffe. Leucémie myéloïde chronique.	Toxicité médullaire. Mélanodermie. Fibrose pulmonaire. Aménorrhée. Azoospermie.	NFS. Peau. Fonctions respiratoires.
Chlorambucil (Chloraminophène®) *per os*.	Leucémie lymphoïde chronique.	Toxicité médullaire. Leucémigène. Hypofertilité.	NFS.
Melphalan (Alkéran®) *per os* – IV.	Myélome.	Alopécie. Troubles digestifs. Toxicité rénale. Leucopénie/thrombopénie.	NFS. Créatinine. Transaminases.

FICHE PHARMACOLOGIQUE 24

Les antimétaboliques

Les antimétaboliques ont une action bloquante sur la synthèse d'ADN et d'ARN.

Dénomination et voie d'administration	Exemples d'indication (non exhaustifs)	Effets secondaires principaux	Surveillance (non exhaustive)
Améthoptérine (Méthotrexate®) *per os* – IV – intrarachidien.	Leucémie aiguë. Lymphome non hodgkinien.	Muqueuse (stomatite), hépatique, neurologique. Leuco- et thrombopénie.	NFS. Muqueuse. Créatinine. Transaminases. Prise d'acide folinique.
6-Mercaptopurine (Purinéthol®) *per os.*	Leucémie aiguë (traitement d'entretien).	Toxicité médullaire. Troubles digestifs.	NFS.
Cytosine-arabinoside (Aracytine®) SC – IV.	Leucémie aiguë. Lymphome.	Toxicité médullaire, hépatique, cutanée, digestive, neurologique.	Téguments. Bilan hépatique. Diarrhée. Créatinine.
Hydroxyurée (Hydréa®) *per os.*	Leucémie myéloïde chronique.	Toxicité médullaire. Aphtes.	NFS.

FICHE PHARMACOLOGIQUE

25 Les poisons du fuseau

Les poisons du fuseau bloquent le fuseau lors des mitoses.

Dénomination et voie d'administration	Exemples d'indication (non exhaustifs)	Effets secondaires principaux	Surveillance (non exhaustive)
Vincristine (Oncovin®) IV.	Leucémie aiguë lymphoblastique. Lymphome.	Toxicité neurologique médullaire. Alopécie. Constipation/occlusion.	NFS. Transit. Nécrose, si extravasation.
Vinblastine (Velbe®) IV.	Leucémie aiguë. Lymphome.	Idem ci-dessus avec une toxicité neurologique cardiaque.	NFS. Transit. Nécrose, si extravasation. ECG.
Etoposide (Vépéside®) *per os* – IV.	Leucémie aiguë. Lymphome.	Stomatite. Insuffisance rénale. Leucopénie/thrombopénie.	NFS. ECG. Créatinine. Bains de bouche.

26 Les antibiotiques

Les antibiotiques ont une action mal élucidée sur le métabolisme normal du noyau cellulaire.

Dénomination et voie d'administration	Exemples d'indication (non exhaustifs)	Effets secondaires principaux	Surveillance (non exhaustive)
Anthracycline : • adriamycine (Adriblastine®) ; • mitoxentrone (Noventrone®).	Leucémie aiguë. Lymphome.	Vomissements. Stomatite. Toxicité médullaire. Toxicité cardiaque. Alopécie.	NFS. Calcul des doses cumulées. ECG. Échographie cardiaque. Si extravasation, risque de nécrose ++ Soins de bouche.
Bléomycine®.	Maladie de Hodgkin. Lymphome non hodgkinien.	Fièvre. Érythrodermie. Fibrose pulmonaire. Stomatite.	Pulmonaire. EFR/RP. Température.

FICHE PHARMACOLOGIQUE

27 Les antiémétiques

Dénomination et voie d'administration	Exemples d'indication (non exhaustifs)	Effets secondaires principaux	Surveillance (non exhaustive)
Alizapride (Plitican®) *per os* – IV.	De premier niveau. Association avec corticoïdes et/ou tranquillisants.	(Bonne tolérance en général.) Si posologies élevées : somnolence, vertiges, céphalées, insomnie.	Conscience. Qualité du sommeil. Transit. Dyskinésie, spasticité. PA en position couchée/debout.
Métoclopramide (Primpéran®) *per os* – IV.		Diarrhée, gaz intestinaux. Hypotension orthostatique. Syndrome extrapyramidal : tremblements, hypertonie.	
Ondansétron (Zophren®) *per os* – IV. Granisétron (Kytril®) *per os* – IV. Tropisétron (Navoban®)	De deuxième niveau : chimiothérapie très émétisante.	(Bonne tolérance en général.) Céphalées, bouffées de chaleur, constipation. Troubles visuels et vertiges. Hypotension artérielle. Céphalées, constipation et hypotension artérielle	PA. Maux de tête, vertiges.
Chlorpromazine (Largactil®) *per os* – IV.	Si échec avec les précédentes thérapeutiques. Intolérance digestive majeure.	Neurologiques : somnolence. PA, dyskinésie. Syndrome extrapyramidal. Troubles de l'accommodation. Prise de poids ++. Impuissance, frigidité. Accidents sanguins (rare).	Conscience, PA. Dyskinésie, spasticité. Suivi ophtalmologique. NFS. Poids.

Les antifongiques

Dénomination et voie d'administration	Exemples d'indication (non exhaustifs)	Effets secondaires principaux	Surveillance (non exhaustive)
Amphotéricine B (Fungizone®) *per os* – IV.	Spectre d'action très large. *Suspension buvable :* prévention oropharyngée, œsophagienne et intestinale des affections fongiques. IV (usage hospitalier). *Infection fongique profonde :* infection viscérale à levure (rein, muscles, poumon).	*Per os* : nausées et vomissements fréquents. Diarrhée possible. IV : fièvre, frissons, insuffisance rénale, fuite de potassium.	Troubles digestifs. Si fièvre + frissons, baisse du débit de la perfusion. Diurèse. Ionogramme sanguin.
Fluconazole (Triflucan®) *per os* – IV.	Diffusion viscérale ++ mais spectre d'action plus étroit que la Fungizone®.	(Peu fréquents.) Nausées, douleurs abdominales, diarrhée. Allergie.	Respecter les posologies recommandées : les quantités trop faibles semblent favoriser certaines infections fongiques. Troubles gastro-intestinaux. Rashs cutanés.
Itraconazole (Sporanox®) *per os.*	Aspergillose viscérale (grave ++ chez les patients immunodéprimés).	(Peu fréquents.) Nausées, douleurs abdominales.	À prendre au milieu des repas pour faciliter l'absorption digestive.
Amphotéricine liposomale (Ambisome®, Abelcet®).	Infection à champignon résistant à l'amphotéricine B. Insuffisance rénale.	Mieux supporté que la Fongizone®.	Idem amphotéricine B.

FICHE PHARMACOLOGIQUE

29 Les antiviraux

Dénomination et voie d'administration	Exemples d'indication (non exhaustifs)	Effets secondaires principaux	Surveillance (non exhaustive)
Aciclovir (Zovirax®) *per os* – IV. Crème dermique ou pommade ophtalmologique. Zelitrex® *per os*.	Infection par les virus du groupe Herpès (HSV 1, varicelle, zona).	Nausées, vomissements. Toxicité rénale. Allergie. Réactions neurologiques rares (confusion, hallucinations).	Urée, créatinine plasmatique. Réaction douloureuse au point d'injection. Rash cutané. Produit IV à diluer dans sérum physiologique.
Ganciclovir ou DHPG (Cymévan®) IV.	Infection à CMV (cytomégalovirus).	Troubles digestifs. Toxicité hématologique (leucopénie, thrombopénie). Allergie. Risque tératogène. Troubles neuropsychiques.	Rash cutané. NFS, plaquettes. Nausées, vomissements. Vérifier impérativement le retour veineux avant de commencer la perfusion car le produit présente un pH élevé (11) → risque de nécrose en cas d'extravasation. Manipuler le produit comme pour une chimiothérapie.
Foscarnet (Foscavir®) IV.	Infection à CMV.	Troubles digestifs. Toxicité rénale, hypocalcémie. Allergie. Convulsions, céphalées. Thrombophlébite locale au point d'injection.	L'associer à une hyper-hydratation. Incompatibilité avec de nombreux produits et les solutions contenant du calcium (précipité). Rincer le cathéter avant et après le passage du produit. Surveiller le point d'injection (douleur, rougeur, œdème, chaleur).

Les nouveaux agents

30

Dénomination et voie d'administration	Exemples d'indication (non exhaustifs)	Effets secondaires principaux	Surveillance (non exhaustive)
Thalidomide® *per os*	Myélome	Somnolence Constipation Tremblement Phlébite	NFS Clinique
Bortézomib (Velcade®)	Myélome	Toxicité hématologique et digestive	NFS
Rituximab (anti-CD20) (Mabthera®)	Lymphome B	Fièvre Frissons Spasme respiratoire	Clinique
Imatinib (Glivec®)	Leucémie myéloïde chronique	Toxicité digestive, hépatique, rénale…	NFS Transaminases Créatinine

NOTES

6

Annexes

Glossaire

A

Adénogramme : formule indiquant la proportion respective des différents éléments cellulaires des ganglions lymphatiques.

Anémie : diminution de la quantité d'hémoglobine contenue dans l'unité de volume de sang.

Antimitotiques : médication capable de bloquer la division cellulaire et donc la prolifération des cellules.

Aplasie : arrêt du développement d'un tissu ou d'un organe survenant avant ou après la naissance.

Aplasie médullaire : appauvrissement plus ou moins considérable de la moelle osseuse en cellules formatrices des trois lignées myéloïdes normales : érythroblastique, granulocytaire, mégacaryocytaire.

C

Consolidation : traitement destiné à renforcer le traitement initial et à prolonger la rémission du patient.

Cytoponction : méthode permettant de prélever des cellules dans le dessein de poser un diagnostic médical.

Cytotoxiques : nom donné aux chimiothérapies anticancéreuses. Thérapeutiques capables de détruire un type de cellules.

E

Ecchymoses : tache cutanée résultant de l'infiltration cutanée par une quantité variable de sang.

I

Induction : premier temps du traitement d'un patient.

L

Leucocytose : augmentation du nombre de globules blancs dans le sang.

Leucopénie : diminution du nombre de globules blancs contenus dans le sang.

Lymphographie : étude radiographique des voies et des ganglions lymphatiques, après injection d'une substance opaque aux rayons X.

M

Myélémie : présence dans le sang de jeunes cellules qui normalement ne sont présentes que dans la moelle osseuse (hématies nucléées, myélocytes).

Myélogramme : formule indiquant les proportions respectives des différents éléments dans la moelle osseuse.

P

Pancytopénie : diminution du nombre de tous les éléments figurés du sang.

Pétéchies : variété d'hémorragie cutanée, caractérisée par des petites taches d'un rouge violacé, dont les dimensions varient de la taille d'une tête d'épingle à une lentille.

Purpura : lésion élémentaire de la peau caractérisée par l'issue des globules rouges hors des vaisseaux.

R

Rechute : nouvelle évolution morbide succédant à une première affection de même nature.

Rémission : affaiblissement temporaire des symptômes d'une maladie soit aiguë, soit chronique.

T

Thrombopénie : diminution du nombre de plaquettes en dessous de leur valeur normale.

LISTE DES TABLEAUX

LISTE DES FIGURES

BIBLIOGRAPHIE

Alluard E., « Prise en charge du malade cancéreux : éthique et partage », *Soins*, 1991, 550-551 : 27.

Alphonse O., « Patients atteints d'une maladie de Willebrand modérée. Réponse du facteur Willebrand au DDAVP », *Soins*, 1989, 526-527 : 3.

Andrieu J.-M., « Maladie de Hodgkin, conséquences et séquelles du traitement », *Concours Med*, 1988, 110-01 : 37.

Audhuy Br., Colombat Ph., *Soins palliatifs et accompagnement en hématologie*, Coprur, 2000, 285 pages.

Arnaud M., « Soins aux malades en fin de vie : les besoins spirituels des mourants », *Soins Formation*, 1992, 2 : 67.

Audibert R. *et al.*, « Chimiothérapie et troubles digestifs », *Soins*, 1991, 550-551 : 47.

Bachir D. *et al.*, « Prise en charge des malades drépanocytaires », *Revue Infirmière*, 1989, 16 : 35.

Bellucci S., « Troubles de l'hémostase en hémato-oncologie », *Soins*, 1988, 515 : 33.

Bernabé-Garrido M.-T., « Mesure instantanée de l'hématocrite et de l'hémoglobine. Fiche Soins III », *Soins Chirurgie*, 1991, 120.

Blot C., « La chimiothérapie : les antinéoplasiques », *Soins Chirurgie*, 1991, 117 : 16.

Boivin P., « Anémies : rappel physiologique », *Soins*, 1990, 543 : 3.

Boivin P., « Les anémies », *Soins*, 1990, 543 : 7.

Boivin P., « Les anémies hémolytiques », *Soins*, 1990, 543 : 19.

Boivin P., « Les anémies mégaloblastiques : anémie de Biermer, carence en acide folique », *Soins*, 1990, 543 : 15.

Boivin P., « Les anémies microcytaires », *Soins*, 1990, 543 : 11.

Boivin P., « Les anémies par insuffisance médullaire », *Soins*, 1990, 543 : 29.

Bombail D., Tangrie M., Landillon N., Bussel A., « Indication des cytaphérèses en hématologie », *Soins*, 1989, 526-527 : 21

Bombail M., « L'infirmière face au malade aplasique postchimiothérapie », *Soins*, 1991, 550-551 : 41.

Bonnet N., « La maladie de Hodgkin », *Revue Infirmière*, 1986, 7 : 13.

Bouchon B. et l'équipe soignante, « Le patient et son alimentation pendant la greffe de moelle osseuse », *Soins*, 1993, 575-576 : 2.

Brossel Ch., « La carrence martiale », *Tempo Med*, 1988, 313 : 25.

Calvo F., Brice P., « Les polyglobulies », *Revue Infirmière*, 1985, 15 : 45.

Cayla S., « Obligation des infirmières à l'égard des mourants », *Soins*, 1988, 515 : 59.

Clave M., « La lymphographie », *Revue Infirmière*, 1986, 7 : 17.

Dauty A., « L'être touchant », *Soins Formation Pédagogie Encadrement*, 1994, 12 : 37.

De Jaeger Ch. *et al.*, « Le myélogramme », *Tempo Med*, 1989, 347 B : 21.

De Jaeger Ch., Chevalier P., « La ponction ganglionnaire », *Tempo Med*, 1989, 358 : 12.

Delogne A., « Injection de morphine en intrathécal : intervention de l'infirmière », *Soins*, 1990, 538-539 : 30.

Demée C., Duforestel M., Iskraa F., « Reconstitution des antimitotiques : dangers, précautions, moyens », *Soins*, 1989, 526-527 : 51.

Deroux A., Rieu C., Bouye C., Santus J.-P., « Chambres implantables : utilisation et entretien », *Soins*, 1990, 538-539 : 49.

Douard M.-C., Waintrop C., Clement F., Medici L., « Sepsis sur cathéter centraux : moyens diagnostiques et traitements actuels », *Soins*, 1990, 538-539 : 27.

Dusapin M., Piron D., « Méthodes et techniques de prélèvements et d'explorations des granuleux », *Soins*, 1985, 456 : 11.

Esperou-Bourdeau H., Gluckman E., « Greffes de moelle et sang de cordon : résultat chez les enfants atteints de maladie de Fanconi », *Soins*, 1991, 550-551 : 7.

Floch M., « Manipulation des agents antimitotiques, précautions à prendre », *Soins*, 1985, 457-458 : 9.

Gazengel C.-L., « L'hémophilie », *Tempo Med*, 1990, 410 : 9.

Gerota I., « Les produits sanguins et leurs indications », *Soins*, 1991, 538-539 : 26.

Gluckman E., Devergie A., Bourdeau H., « Greffe de moelle osseuse allogénique », *Soins*, 1990, 538-539 : 33.

Greneche M.-O., François L., « Hémopathies malignes : prescriptions diététiques », *Soins Gynécol-Obstétr*, 1991, 117 : 11.

Hildegard E., Peplau., « Le soin infirmier : un processus thérapeutique et éducatif », *Soins Formation Pédagogie Encadrement*, 1992, 4 : 40.

Kaci C., Maifert M., « Consultations d'intercures », *Soins*, 1991, 550-551 : 55.

« La ponction lombaire », *Tempo Med*, 1988, 313 : 22.

La relation d'aide en IFSI, recommandations. Document des formations de l'AP-HP, 1993, 30 p.

« La relation soigné-soignant en hématologie », exposé présenté au 12e congrès de la Société européenne de médecine interne cancérologique et repris dans la revue *Soins*, 1988, 515 : 38.

Lambert S., « Former à la relation d'aide », *Soins Formation*, 1992, 4 : 16.

Le contrôle prétransfusionnel ultime. Document de l'AP-HP de Paris, Secteur d'hémobiologie-transfusion de Paris-Est, Épinal-Paris, 1993.

Lefrère Fr., *Hématologie et transfusion*, Estem, collection Medline, 4e édition, 2001, 233 pages.

Legarrec R., « Le cathéter central : les différentes manipulations », *Soins*, 1991, 538-539 : 20.

Lemaire V., « Les greffes dans le traitement du myélome multiple », *Concours Med*, 1994, 116-21 : 1773.

Maigre M., Harousseau J.-L., « Leucémie myéloïde chronique, acquisitions récentes », *Concours Med*, 1990, 112-19 : 1760.

Maigre M., « Diagnostic des anémies », *Concours Med*, 1988, 110-41 : 3765.

Maigre M., « L'anémie de Biermer », *Revue Infirmière*, 1986, 7 : 47.

Malabœuf L., « La relation soignant-soigné : du discours au passage à l'acte », *Soins Formation*, 1992, 4 : 4.

Marolla M., Deboissy C., Cadet I., Legarrec R., Blot C., « Leucémie aiguë lymphoblastique : cas concret », *Soins*, 1991, 538-539 : 5.

Monsuez J.-J., « Traitement des infections graves à cytomégalovirus par le DHPG », *Soins*, 1989, 526-527 : 12.

Montloin A., « Leucémies I : les leucémies aiguës », *Revue Infirmière*, 1990, 14 : 51.

Montloin A., « Leucémies II : traitements associés », *Revue Infirmière*, 1990, 16 : 46.

Moreau C., « Amiens : des hémophiles autonomes », *Revue Infirmière*, 1989 ; 5 : 33.

Nguyen B., « La biopsie ostéo-médullaire », *Revue Infirmière*, 1989, 26 : 56.

Nguyen T.-N., « Incidents et accidents de la transfusion », *Soins*, 1991, 117 : 38.

Paret C., « L'information à l'adolescent cancéreux », *Soins*, 1989, 526-527 : 42.

Pichard E., « La douleur en cancérologie », *Soins*, 1989, 526-527 : 44.

Pignon B., Blaise A.-M., Blanchard F., Eschard J.-P., Gatfosse M., Melin J.-P., « Myélome plasmocytaire : traitement », *Tempo Med*, 1988, 295 : 41.

Pinguet F., Favre G., Canal P., Tap J., Soula G., « Anticancéreux injectables : stockage, préparation et administration », *Soins*, 1990, 538-539 : 44.

Posko C. et l'équipe soignante, « Prise en charge des malades cancéreux. Rôle de l'information », *Soins*, 1993, 575-576 : 11.

Rego G., « La relation d'aide », *Infirmière Magazine*, 1994, 80 : 40.

Reinert Ph., « La drépanocytose », *Concours Med*, 1991, 113 n°4 : 330.

Reyes F., propos recueillis par Fortin J., « Les lymphomes malins non hogkiniens », *Tempo Med*, 1990, 382 : 27.

Riopelle L., Grondin L., Phaneuf M., *Soins infirmiers*. Enseignement à la clientèle, Québec : Édition McGraw-Hill, 1988, 256 p.

Rouvière H., « Formation de base des infirmières : apport des psychologues », *Soins*, 1989, 526-527 : 48.

Rouvière-Delherm, « Service d'onco-hématologie : la souffrance des soignants », *Soins*, 1991, 538-539 : 55.

Schaison G., « Traitement du purpura thrombopénique idiopathique », *Soins*, 1991, 550-551 : 9.

Teillet-Thiébaud F., Phillipe G., « Hyperleu-cocytoses par augmentation des granulocytes », *Soins*, 1985, 456 : 19.

Teillet-Thiébaud F., « Les granulocytes ou polynucléaires neutrophiles, éosinophiles, basophiles », *Soins*, 1985, 456 : 3.

Thierry D., « Facteurs de croissances hémapoïétiques : essais thérapeutiques », *Soins*, 1990, 538-539 : 14.

Traineau R., « Réduction de l'apport des produits sanguins allogéniques », *Soins*, 1990, 538-539 : 5.

Turbaut D., « La relation d'aide thérapeutique à partir de l'étude d'interactions », *Soins Formation Pédagogie Encadrement*, 1992, 4 : 8.

Vilmer E., « Leucémies aiguës », *Soins*, 1991, 538-539 : 3.

Waintrop C., Douard M.-C., Paulien R., « Matériel totalement implantable pour abord veineux central », *Soins*, 1989, 526-527 : 37.

SITES INTERNET

• Société française d'hématologie (SFH)
sfh.hematologie.net/

• Cours d'hématologie sur les sites des universités de Tours et de Grenoble
www.med.univ-tours.fr/fmc/Pages/hemato.html
www.sante.ujf-grenoble.fr/sante/corpmed/Corpus/corpus/question/hemasomm.htm

• Immunohématologie et transfusion sanguine
http://lyon-sud.univ-lyon1.fr/D1/Immunohematologie.pdf
http://spiral.univ-lyon1.fr/polycops/transfusionsanguine/index.html

INDEX

Mise en page : Nord Compo
Achevé d'imprimer en avril 2008
sur les presses de l'Imprimerie Euradius
Dépôt légal : avril 2008
Imprimé aux Pays-Bas